Sameksha Arora
Rani Somani
Shipra Jaidka

Um novo passo na adesão - Agente de ligação de dentina de 8ª geração

Sameksha Arora
Rani Somani
Shipra Jaidka

Um novo passo na adesão - Agente de ligação de dentina de 8ª geração

ScienciaScripts

Imprint

Cover image: www.ingimage.com

This book is a translation from the original published under ISBN 978-3-659-85836-9.

Publisher:
Sciencia Scripts
is a trademark of
Dodo Books Indian Ocean Ltd. and OmniScriptum S.R.L publishing group

120 High Road, East Finchley, London, N2 9ED, United Kingdom
Str. Armeneasca 28/1, office 1, Chisinau MD-2012, Republic of Moldova, Europe
Printed at: see last page
ISBN: 978-620-8-31476-7

ÍNDICE DE CONTEÚDOS

CAPÍTULO 1

Introdução

No início da era da medicina dentária restauradora, a retenção e estabilização da restauração exigia muitas vezes a remoção da estrutura dentária sã para proporcionar grandes rebaixos para obter auxiliares de retenção. Este problema foi grandemente resolvido com a introdução de novos sistemas de colagem em adesivo 1 medicina dentária.

A medicina dentária adesiva tem vindo a progredir a um ritmo acelerado na última década.[2] A resina composta é o material de restauração mais estético atualmente disponível para restaurar dentes. Apesar de estar a ser utilizada há uma década, ainda persistem casos de insucesso, que se devem principalmente à contração da polimerização e à subsequente adesão inadequada às paredes da cavidade, levando a microinfiltrações.[3]
Foram efectuados muitos avanços na tecnologia de adesão à dentina para ultrapassar as deficiências dos sistemas adesivos para restauração com compósito.

A colagem ao esmalte continua a ser o mais simples e mais fiável de todos os procedimentos adesivos. A colagem à dentina é onde o clínico enfrenta dificuldades, uma vez que a dentina é mais húmida e mais orgânica do que o esmalte.[4, 5]

O agente de ligação à dentina pode ser definido como uma fina camada de resina aplicada entre a dentina condicionada e a matriz de resina de um compósito. A adesão à dentina foi registada pela primeira vez em 1956 e centrou-se na adesão química à dentina.[6,7] Este foi o agente de ligação à dentina da "primeira geração". Buonocore et al (1956) demonstraram que a utilização de resina contendo dimetacrilato de ácido glicerofosfórico se ligava à dentina condicionada com ácido. A força de ligação deste sistema era de apenas 1 a 3 megapascal (MPa) e, por isso, teve resultados clínicos fracos.[7,8,9]
Os sistemas de resina adesiva de "segunda geração" foram introduzidos no final da década de 1970 e eram também conhecidos como sistemas de ligação de fosfato. A maioria destes sistemas incorporava ésteres halofosforados de resinas não preenchidas, tais como metacrilato de bisfenol-A glicidilo ou bis-GMA ou metacrilato de hidroxietilo ou HEMA. A principal alteração nesta geração foi a utilização de Bis-GMA em substituição do dimetacrilato. O desempenho in vivo foi considerado clinicamente inaceitável, uma vez que a maioria dos agentes deixou a camada de esfregaço intacta, enquanto alguns tinham produtos de limpeza concebidos para alterar minimamente a camada de esfregaço. A força de ligação deste sistema foi de 4 a 6 MPa.[7,8,9]
No final dos anos 80, foi introduzida uma nova geração de sistemas adesivos com a capacidade de modificar a smear layer. A "terceira geração" utilizava um passo de condicionamento na dentina em conjunto com um agente de ligação. O condicionamento ácido da dentina remove parcialmente e/ou modifica a camada de smear layer. Esta geração foi considerada mais sensível à técnica e demorada, no entanto, a resistência de união melhorou.[10]
A geração seguinte de sistemas adesivos conseguiu tipicamente melhorar a ligação resina-dentina em relação às gerações anteriores. Os agentes da "quarta geração" utilizavam um mecanismo de adesão semelhante ao da terceira geração, mas tinham a vantagem de reduzir a sensibilidade técnica e de melhorar o desempenho em condições de humidade. O mecanismo de ligação dos sistemas adesivos de quarta geração é um processo de três passos: condicionar, preparar e ligar. Foi conseguida a remoção completa da camada de esfregaço. Esta geração tinha uma força de ligação de 3 a 25 MPa.[7,8,9,10]

Para simplificar o procedimento clínico, reduzindo os passos de colagem e o tempo de trabalho, foi introduzido um sistema melhor no final da década de 1990. Este sistema marcou a comercialização de adesivos de um frasco como uma opção ao sistema convencional de três passos. A "quinta geração" foi desenvolvida para tornar a utilização de materiais adesivos mais fiável para os profissionais. A quinta geração consiste em dois tipos diferentes de materiais adesivos: Os sistemas de frasco único e os sistemas de ligação de primário auto-condicionante. No entanto, este sistema também apresentava algumas desvantagens. A camada de smear layer residual permaneceu entre o material adesivo e a dentina. Além disso, a eficácia dos sistemas de primários autocondicionantes no condicionamento correto do esmalte era menos previsível do que o resultado obtido com o gel de ácido fosfórico.[8,9,10]

Como alguns dos problemas inerentes aos agentes de ligação à dentina de quinta geração se tornaram conhecidos do clínico, foi introduzido outro tipo de agente de ligação à dentina. Esta nova geração é capaz de condicionar a dentina (e o esmalte) e difundir o primário na superfície quase simultaneamente, diminuindo assim consideravelmente o problema da sensibilidade. O sistema de "sexta geração" elimina a necessidade de condicionamento com ácido fosfórico através da utilização de um primário ácido.

A evolução dos agentes de ligação dentária progrediu rapidamente, desde a adesão de materiais de restauração à estrutura dentária que utilizam procedimentos de várias etapas até ao desenvolvimento de um sistema de componente único melhorado e mais fácil de utilizar.[11]

O mecanismo de ligação à dentina foi eficaz e previsível quando a smear layer foi completamente dissolvida, a dentina intertubular e peritubular foi dissolvida, as fibras de colagénio foram expostas e, após a infiltração do monómero de resina, formou-se uma camada híbrida. Este mecanismo de ligação foi evidente a partir da geração de 4th a 6th do sistema de ligação.[9]

Atualmente, os sistemas auto-condicionantes de sétima geração combinam um condicionador, um primário e um adesivo num só recipiente, em comparação com os sistemas de condicionamento total ou condicionamento e enxaguamento, em que são utilizados monómeros condicionadores, primários e adesivos separados. Estes são adesivos autocondicionantes que não requerem mistura. São também designados por sistemas adesivos "tudo num só". Os adesivos auto-condicionantes têm sido documentados com caraterísticas ultra-morfológicas muito semelhantes às produzidas pelos adesivos de condicionamento total. Além disso, também poupam tempo. [8,10,12]

Recentemente, foi conseguida uma maior simplificação com a introdução de um agente de ligação de dupla polimerização e autopolimerização denominado agente de ligação à dentina de "geração 8th ". Funciona tanto em modo de auto-cura como de fotopolimerização. É um novo sistema de administração de dose única e evita a evaporação do solvente, um problema comum numa variedade de outros sistemas de ligação. Assegura um efeito de aderência imediato que garante que a ligação não será expelida para fora da cavidade durante a secagem ao ar. É criada uma área combinada de quebra de tensão e uma camada híbrida de 9 microns. Isto assegura uma integridade marginal superior e proteção contra sensibilidades dentárias.

As propriedades físicas e químicas destes agentes de ligação de nova geração estão ainda por explorar.

Por conseguinte, este estudo tem como objetivo avaliar a microinfiltração de agentes de ligação à dentina da nova geração.

CAPÍTULO 2

Finalidades e objectivos

AIMS

1. O objetivo deste estudo é determinar a microinfiltração de agentes de ligação dentinária de sexta, sétima e oitava geração.
2. Comparar a capacidade de selamento da sexta, sétima e oitava geração de agentes de ligação à dentina.

OBJECTIVO

1. Avaliação da penetração do corante da sexta, sétima e oitava geração de agentes de ligação à dentina.

CAPÍTULO 3

Revisão da literatura

Existe uma grande quantidade de informação disponível sobre o mecanismo de adesão dos sistemas de colagem em dentes permanentes e decíduos. A correlação da microinfiltração de vários tipos de agentes de ligação foi analisada nos seguintes estudos

Ortiz RF, Phillips RW, Swartz ML, Osborne JW (1979)[13] estudaram o efeito do agente de ligação de resina composta na microinfiltração e na resistência de união. As amostras foram divididas aleatoriamente em 3 grupos com base nas resinas compostas utilizadas e foram subdivididas em 2 grupos cada um com base na aplicação do agente de ligação. Concluiu-se que o condicionamento ácido do esmalte melhorou significativamente a ligação e a resistência das três resinas, tanto quando os espécimes foram submetidos a ciclos térmicos como quando armazenados a uma temperatura constante. Apenas um dos agentes de ligação comerciais melhorou a ligação da sua respectiva resina composta ao esmalte condicionado sujeito a ciclos.

Hembree JH (1986)[14] efectuou um estudo in vitro sobre a microinfiltração de um novo adesivo dentário. Foram preparadas 96 cavidades de classe V. A resina composta na superfície coronal foi restaurada através da técnica de condicionamento ácido (Concise, produto 3M Dental) e nas superfícies radiculares através da mesma resina composta utilizada em conjunto com Scotchbond. Cada grupo foi testado em intervalos de tempo de 1 semana, 3 meses, 6 meses e 1 ano. A superfície seccionada do dente foi colocada numa radiografia dentária periapical de ultra velocidade durante 17 horas para produzir a autoradiografia. Os resultados mostraram que a técnica de ataque ácido com uma resina composta não apresentou fugas em todos os intervalos de tempo e, com a mesma técnica, a superfície da raiz apresentou fugas moderadas a grosseiras em todos os intervalos de tempo. Concluiu-se que a utilização de um agente de ligação adesivo Scotchbond deu resultados semelhantes em esmalte, tal como a técnica convencional de condicionamento ácido.

Swift EJ (1998)[10] fez uma revisão exaustiva sobre sistemas de ligação para materiais de restauração. A técnica de condicionamento ácido para a ligação de resinas compostas ao esmalte revolucionou a prática da dentisteria de restauração pediátrica. Embora a adesão de resinas à dentina tenha provado ser um desafio difícil, os avanços contínuos melhoraram a fiabilidade e a previsibilidade da adesão dentinária. O autor fez uma revisão sobre o seu desenvolvimento, estado atual e métodos clínicos para melhorar o desempenho. Assim, concluiu-se que os desenvolvimentos na adesão resina/dentina elevaram a medicina dentária adesiva a um nível ainda mais alto e que estes sistemas devem ser utilizados corretamente para otimizar o seu desempenho clínico.

Santini A, Mitchell S (1998)[15] examinou a microinfiltração de restaurações de compósito coladas com três novos agentes de ligação à dentina. Foram preparadas cavidades de classe V em 48 pré-molares e molares na junção cemento-esmalte (CEJ) nas superfícies vestibular e lingual de cada dente. Os dentes foram distribuídos aleatoriamente em quatro grupos de acordo com os agentes de união utilizados e foram avaliados microscopicamente quanto à microinfiltração. Concluiu-se que os agentes de ligação à base de água não foram capazes de prevenir a microinfiltração nas margens do esmalte ou da dentina das cavidades de classe V, independentemente da técnica de ligação utilizada. Todos os sistemas tiveram o mesmo comportamento.

Kugel G, Ferrari M (2000)[8] revisão sobre a ciência da colagem desde a primeira geração até à sexta geração. À medida que a adesão à dentina foi melhorando, a remoção da camada de smear layer tornou-se necessária, mas não sem controvérsia. Foram revistos vários aspectos das diferentes gerações de sistemas de adesão. As propriedades mecânicas do mecanismo de ligação alcançado com a camada híbrida e a formação de tags de resina podem ser superiores às forças de contração da polimerização. Assim, concluiu-se que o sistema de união ideal deve ser biocompatível, ligar-se indiferentemente ao esmalte e à dentina, ter resistência suficiente para resistir a falhas resultantes de forças mastigatórias, ter propriedades mecânicas próximas das estruturas dentárias, ser resistente à degradação no ambiente oral e ser fácil de utilizar pelo clínico.

Schmitt DC, Lee J (2002)[7] estudaram a microinfiltração de sistemas de resina adesiva nas dentições decídua e permanente. Foram preparadas cavidades de classe V em 40 molares permanentes e 40 dentes decíduos extraídos ou esfoliados, divididos aleatoriamente em 8 grupos. As amostras foram então avaliadas quanto à microinfiltração. Concluiu-se que não foram observadas diferenças significativas na microinfiltração entre os sistemas de ligação à dentina de quarta e quinta geração, quer preenchidos ou não preenchidos, quer aplicados em dentes decíduos ou permanentes. Foram encontradas diferenças significativas na quantidade de microinfiltração nas superfícies gengival e oclusal em todos os grupos. Os sistemas de ligação à dentina de quinta geração, de frasco único, permitem uma aplicação mais fácil com a mesma eficácia que os sistemas de quarta geração, de 2 frascos.

Atash R, Abbeele AV (2004)[16] efectuou um estudo in vitro sobre a capacidade de selamento dos sistemas adesivos de nova geração em dentes decíduos. Foram selecionados 120 dentes decíduos e preparadas cavidades de classe V. Os espécimes foram distribuídos aleatoriamente em 8 grupos e testados quanto à microinfiltração. Concluiu-se que o Xeno III proporcionou o melhor selamento em esmalte e cemento. Os dois adesivos auto-condicionantes de passo único analisados neste estudo (Xeno III e Adper Prompt L Pop) apresentaram menores valores de microinfiltração quando comparados com um sistema de condicionamento total (Scotch Bond 1) ou sistemas adesivos auto-condicionantes de 2 passos.

Santini A, Ivanovic V, Ibbetson R, Milia E (2004)[17] estudou a influência da configuração da cavidade em torno de restaurações de classe V coladas com sete adesivos autocondicionantes. Foram selecionados 96 molares ou pré-molares permanentes e foram preparadas cavidades de classe V. Todos os espécimes foram divididos em 8 grupos com 12 amostras em cada grupo e colados utilizando sete gerações de agentes de colagem. As cavidades foram examinadas quanto a microinfiltração. Concluiu-se assim que a configuração da cavidade não afectou a microinfiltração em torno de um compósito híbrido colado com um dos sete agentes auto-condicionantes ou com um agente que utiliza uma técnica de condicionamento total. Os agentes de auto-condicionamento utilizados neste estudo foram tão fiáveis como o agente que utiliza um passo de condicionamento ácido separado.

Soderholm KJM, Guelmann M, Bimstein E (2005)18 estudou a resistência de união ao cisalhamento de um agente de união da geração 4th e dois da geração 7th quando utilizados por operadores com diferentes experiências de colagem. Foram utilizados 108 molares para o estudo e as superfícies planas de esmalte e dentina foram expostas. Estes dentes foram divididos em 12 grupos de 9 dentes cada. Estes grupos foram então atribuídos aos 6 operadores diferentes que participaram no estudo. Concluiu-se que o adesivo testado da geração 4th teve um melhor desempenho do que os adesivos da geração 7th . Mesmo os operadores inexperientes tiveram um melhor desempenho com os adesivos da geração 4th , mais difíceis de utilizar, do que com os adesivos da geração 7th . A adesão à dentina foi mais forte do que a adesão ao esmalte.

Amar AB, Pilo R, Shapinko E, Lewinstein I (2005)[19] efectuou um estudo de microinfiltração de adesivos de frasco único aplicados ao esmalte e ao cemento e envelhecidos por carga oclusal e termociclagem. Foram selecionados 30 molares humanos extraídos e foram preparadas cavidades de classe V na junção cemento-esmalte. Todos os dentes preparados foram distribuídos aleatoriamente em três grupos iguais de 10 dentes cada, que diferiam pelo sistema adesivo de frasco único utilizado. Após o tratamento da dentina, todas as cavidades foram restauradas e examinadas quanto à microinfiltração. Concluiu-se assim que, sob o uso combinado de cargas oclusais e termociclagem, a capacidade de selamento do agente adesivo de frasco único nas margens da dentina variou de boa para o One-Step, moderada para o Single Bond e má para o Dentamed P&B. Nas margens do esmalte, todos os materiais tiveram um desempenho igualmente bom.

Bolla M, Baltcheva E, Fortin D, Rompre P, St-George A (2005)[20] fez uma avaliação da microinfiltração na JCE de cavidades de classe V restauradas com quatro sistemas adesivos diferentes. Foram selecionados 40 molares extraídos. Cavidades de classe V foram preparadas em todas as amostras. Os espécimes foram divididos em quatro grupos de 10 dentes cada, de acordo com o sistema adesivo utilizado. Todos os dentes foram então testados quanto à microinfiltração. Concluiu-se que, nenhum dos sistemas adesivos testados neste estudo foi completamente resistente à microinfiltração na margem da dentina. No entanto, todos os produtos testados demonstraram um selamento perfeito na margem de esmalte da restauração.

Owens BM, Johnson WW (2005)[21] estudaram o efeito da técnica de inserção e do sistema adesivo na microinfiltração de restaurações de resina composta de classe V. Foram selecionados 48 dentes extraídos e preparadas cavidades circulares de classe V. Os dentes foram distribuídos aleatoriamente em 4 grupos de acordo com os diferentes sistemas adesivos utilizados e foram avaliados utilizando uma técnica de inserção incremental ou de passo único (bulk). Os dentes foram então examinados quanto a microinfiltração. Concluiu-se, assim, que a utilização de um sistema adesivo total-etch e a inserção incremental de compósito reduziram significativamente a microinfiltração nas margens coronais e apicais das restaurações de compósito de classe V.

Stalin A, Verma B, Jayanthi (2005)[22] realizou um estudo in vitro sobre a avaliação comparativa da resistência de união à tração, modo de fratura e microinfiltração dos sistemas adesivos de quinta e sexta geração na dentição decídua. As superfícies planas vestibulares / linguais de 20 dentes foram divididas em 2 grupos e a resistência de união à tração foi medida utilizando a máquina Instron. O modo de fratura foi avaliado em três espécimes de cada grupo em MEV. A microinfiltração de restaurações de compósito classe V (em 20 dentes) com os mesmos adesivos foi avaliada em estereomicroscópio. Concluíram que, no que respeita à aplicação num único passo com eficácia semelhante, o adesivo autocondicionante é melhor para a colagem na dentição decídua.

Kalleons TN, Badawi E, White G.E. (2005)[23] efectuou um estudo in vitro para avaliar a microinfiltração em preparações de classe I utilizando agentes de ligação de compósito de geração 5th , 6th e 7th . 80 pré-molares e molares foram distribuídos aleatoriamente em quatro grupos para colagem: controlo negativo, sistema de colagem de geração 5th (Optibond Solo), sistema de colagem de geração 6th (Prompt-L-Pop) e sistema de colagem de geração 7th (iBond). As amostras foram avaliadas quanto à microinfiltração após imersão em corante azul de metileno (0,05%). Concluiu-se que, entre os três sistemas adesivos dentinários utilizados neste estudo, a geração 5th superou os sistemas de colagem das gerações 6th e 7th .

Gueders AM, Charpentier JF, Albert AI, Geerts SO (2006)24 estudaram a microinfiltração após a termociclagem de 4 adesivos etch and rinse e 3 adesivos self- etch com e sem um revestimento de compósito fluido. 70 dentes extraídos foram distribuídos aleatoriamente por vários sistemas adesivos experimentais. A microinfiltração foi avaliada numa escala de gravidade de 6 pontos (0-5) para esmalte e dentina em 4 interfaces para cada restauração. Concluiu-se que os sistemas adesivos etch and rinse continuam a ser os melhores adesivos, mostrando uma fuga mínima com os sistemas de 3 passos.

Xiong Y, Chen JH, Wang H, Zhang L (2006)[25] fez uma avaliação da resistência de união ao cisalhamento e da microinfiltração da dentina desproteinizada colada com três sistemas adesivos de colagem total. Foram preparadas superfícies planas de dentina para o teste de adesão ao cisalhamento e cavidades de classe V foram preparadas na junção cemento-esmalte nas superfícies vestibular e lingual de cada dente para o teste de microinfiltração. Os espécimes preparados foram depois distribuídos aleatoriamente por três grupos de acordo com os pré-tratamentos e, em seguida, para cada grupo, os espécimes preparados foram colados com uma das três colas total-etch. As amostras foram depois testadas quanto à microinfiltração e à resistência de união ao corte. Concluíram que a eficácia da adesão de resina à dentina desproteinizada era específica do sistema, o que era decidido pela composição dos sistemas adesivos.

Radovic I, Vulicevic ZR, Gartfa-Godoy F (2006)[26] efectuaram uma avaliação morfológica das interfaces do sistema self-etching de 2 e 1 passos com a dentina. Foram selecionados 25 terceiros molares e foram preparadas cavidades de classe V nas superfícies vestibulares. Os dentes foram divididos aleatoriamente em 5 grupos. As amostras foram então visualizadas em MEV. Concluiu-se que todos os sistemas autocondicionantes investigados apresentaram morfologia interfacial semelhante com a dentina, exceto o adesivo de 1 passo/1 componente G-Bond. O grau de desmineralização e interação com a dentina correlacionou-se com a acidez dos primers/adesivos autocondicionantes. Formaram-se menos tags de resina em todos os sistemas autocondicionantes do que no sistema de condicionamento ácido e enxaguamento.

Owens BW, Johnson WW (2007)[11] efectuaram um estudo in-vitro para avaliar o efeito de adesivos de passo único na permeabilidade marginal de compósitos de resina de classe V. 60 molares humanos não cariados foram distribuídos aleatoriamente por 4 grupos, de acordo com os agentes de ligação utilizados. Os dentes foram examinados usando um microscópio binocular de 20x. Concluiu-se que, na margem coronal, as preparações tratadas com Xeno IV mostraram uma fuga significativamente menor do que os outros grupos. Na margem apical, os preparos tratados com Clearfil S^3 Bond revelaram uma fuga significativamente menor do que os outros grupos. Em ambas as localizações, na margem coronal e apical, o grupo de controlo, constituído por preparações sem tratamento com qualquer sistema adesivo, apresentou uma fuga significativamente maior do que os grupos adesivos.

Deliperi S, Bardwell DN, Wegley C (2007)[12] avaliou a microinfiltração da interface da restauração utilizando o adesivo total-etch e três adesivos self-etch. Foram utilizados 30 pré-molares e molares. Preparos padronizados de Classe V foram realizados nas superfícies facial e lingual, com margem gengival posicionada abaixo da junção cementária. Os dentes foram divididos aleatoriamente em quatro grupos e avaliados quanto à microinfiltração nas margens oclusal e gengival sob estereomicroscópio. Concluíram que todos os adesivos testados tiveram um desempenho tão bom em esmalte como em dentina, com exceção do Clearfil SE Bond (adesivo autocondicionante de dois passos). O Clearfil registou pontuações de microinfiltração mais elevadas em esmalte do que em dentina.

Elizabeth SK, Manjunath MK (2007)[27] efectuou um estudo in vitro para encontrar uma associação entre a resistência de ligação à microtensão e a microinfiltração na interface compósito/dentina à base de resina. Foram preparadas cavidades de classe I, distribuídas aleatoriamente pelos dois grupos de tratamento e tratadas com Gluma

Comfort Bond e i-Bond. As amostras foram testadas quanto à microinfiltração utilizando um estereomicroscópio e a resistência de união à tração foi também medida utilizando uma máquina de testes universal. Concluiu-se, assim, que o sistema adesivo para remoção da camada de smear layer apresentou uma maior resistência de união e menos fugas do que o sistema adesivo para dissolução da camada de smear layer. Existe uma relação inversa entre a resistência de ligação à microtração e a microinfiltração.

Kuukemen C, Sonmez H (2008)28 estudaram a microinfiltração de restaurações de compósito de classe V com diferentes sistemas de ligação em dentes fluorados. Foram selecionados dentes permanentes molares fluorados e foram preparadas 63 cavidades de Classe V em forma de caixa nas superfícies média-bucal/palatina/lingual dos dentes. Os dentes foram divididos em três grupos principais de acordo com o Índice de Thylstrup-Fejerskov e depois subdivididos em dois grupos. Os dentes foram então examinados sob estereomicroscópio para detetar microinfiltração. Concluiu-se, assim, que a microinfiltração aumentou com a gravidade da fluorose dentária. De um modo geral, observou-se uma maior fuga nos dentes com entalhe total nos dentes com 30 anos do que nos dentes com 60 anos. A microinfiltração foi geralmente mais elevada nos dentes auto-dentados (Prompt-L-Pop) do que nos dentes totalmente dentados (Single Bond). A fuga foi maior nas margens cervicais do que nas margens oclusais.

Moezizadeh M, Moayedi S (2008)[2] efectuou um estudo in vitro sobre a microinfiltração de sistemas adesivos "tudo em um" nas margens do esmalte e da dentina. Foram preparadas cavidades de classe V em 30 dentes extraídos e divididas aleatoriamente em três grupos com base nos agentes de ligação utilizados. A microinfiltração foi avaliada utilizando um estereomicroscópio após imersão em nitrato de prata a 50%. Concluiu-se, assim, que nenhuma das últimas gerações de sistemas de ligação de resina adesiva consegue criar margens livres de fendas em restaurações de compósito de classe V. A quantidade de microinfiltração nas margens dentinárias foi maior do que nas de esmalte e o agente de ligação à dentina de quinta geração mostrou menos quantidades de microinfiltração em comparação com a sexta geração.

Van Landuyt KL, Yoshida Y, Hirata I, Snauwaert J, Munck JD, Okazaki M et al (2008)[29] avaliou a influência da estrutura química dos monómeros funcionais no seu desempenho adesivo. Foram selecionados para o estudo terceiros molares humanos não cariados. Foram preparadas cavidades padronizadas de Classe I e as amostras foram divididas em 4 grupos. A resistência à microtração de três monómeros de fosfonato experimentais (HAEPA, EAEPA e MAEPA), com estruturas químicas ligeiramente diferentes e 10-MDP (controlo) foram avaliados por espetrofotometria de absorção atómica e microscopia eletrónica de transmissão. Concluiu-se, assim, que o desempenho adesivo de um material adesivo depende da estrutura química do monómero funcional.

Chopra V, Sharma H, Prasad SD (2009)[4] fez uma avaliação comparativa da eficácia da colagem de agentes de colagem de dois passos versus agentes de colagem tudo-em-um - um estudo in-vitro. Foram selecionados 60 dentes e a superfície oclusal de cada dente foi reduzida para expor a superfície plana da dentina. Os dentes foram então divididos aleatoriamente em três grupos e o teste de tração foi realizado utilizando uma máquina Instron. Assim, concluiu-se que o UniFil Bond (sistema Multibottle - 6th geração tipo I) teve melhor desempenho do que o iBond (sistema Single bottle - 7th geração).

Khosravi K, Ataei E, Mousavi M, Khodaeian N (2009)[30] avaliou o efeito do condicionamento com ácido fosfórico das margens do esmalte na microinfiltração de um sistema adesivo simplificado tudo-em-um e de um sistema adesivo autocondicionante. Foram selecionados 60 pré-molares e foi preparada uma cavidade vestibular em forma de V em cada dente. Todos os dentes foram distribuídos aleatoriamente em 5 grupos de 12 dentes e avaliados num microscópio de medição. Assim, concluiu-se que a pré-condicionamento das margens biseladas do esmalte com ácido fosfórico não parece reduzir significativamente a microinfiltração em torno de restaurações de compósito coladas com Clearfil SE Bond (um sistema adesivo autocondicionante de dois componentes).

Bhat C, Retnakumari N, Gudwad SC, Shah P, Shirol D, Lodaya R (2010)[3] estudou a capacidade de selamento de agentes de ligação da nova geração em dentes decíduos. Doze crianças saudáveis e cooperativas entre 8-11 anos de idade foram selecionadas para este estudo. Cada criança tinha cavidades de classe V preparadas nas superfícies faciais dos seus caninos superiores e/ou inferiores. As amostras foram tratadas com Xeno III (sexta geração) e iBond (sétima geração de agente de ligação à dentina). Todos os dentes foram extraídos um mês depois, seccionados e avaliados sob estereomicroscópio quanto à penetração do corante. Não foi encontrada diferença estatisticamente significativa na microinfiltração entre os dois materiais. Concluíram que os dois adesivos testados tiveram o mesmo desempenho em termos de microinfiltração em dentes decíduos.

Vinay S, Shivanna V (2010)[31] efectuaram um estudo in vitro para avaliação comparativa da microinfiltração de agentes de ligação de quinta, sexta e sétima geração. Um total de 50 pré-molares superiores humanos recentemente extraídos foram sujeitos a este estudo. Os espécimes foram divididos em 5 grupos e avaliados quanto à penetração do corante. Concluiu-se que o Clearfil S3 bond tinha uma melhor capacidade de selamento nas margens coronal (esmalte) e apical (dentina/cemento) em comparação com outros agentes de ligação à dentina utilizados.

Gupta N, Kathuria N, Gulati M, Mehta LK (2011)[9] fez uma revisão sistémica sobre a colagem: fundamento da medicina dentária. Esta revisão centra-se na ciência, nos sistemas e no sucesso dos sistemas de ligação para substratos dentários e em vários estudos valiosos que contribuíram para a compreensão da ligação a vários substratos. Explicou também os sistemas de adesão atualmente disponíveis, juntamente com a categorização destes sistemas de acordo com o seu procedimento de aplicação clínica e o seu mecanismo de adesão. Com o efeito selador dos sistemas de adesão em superfícies dentárias preparadas ou por baixo de restaurações de amálgama, novas formas de tratamento, tais como o selamento de fossas e fissuras em dentes posteriores, a cobertura de dentes muito manchados ou deformados, a fim de melhorar a estética. Assim, verificou-se que o sistema de ligação ideal deve ser biocompatível, ligar-se perfeitamente ao esmalte e à dentina, ter resistência suficiente para resistir a falhas resultantes de forças mastigatórias, ter propriedades mecânicas próximas das do dente e ser resistente à degradação no ambiente oral e fácil de usar.

Kasraei S, Azarsina M, Majidi S (2011)[32] fez uma comparação in vitro da microinfiltração de compósitos de resina posteriores com e sem liner utilizando os sistemas adesivos de dois passos etch-and-rinse e self-etch dentin. Foram selecionados 48 pré-molares e preparadas duas cavidades de Classe II em caixa. Os dentes foram divididos aleatoriamente em seis grupos de 8 dentes e 16 caixas. A microinfiltração foi então avaliada utilizando estereomicroscópio com aumento de 40X. Assim, concluiu-se que a utilização de ionómero de vidro modificado por resina como liner na técnica da sanduíche fechada diminuiu a microinfiltração das restaurações de compósito embaláveis de Classe II, aplicando o sistema etch-and-rinse de dois passos ou o sistema adesivo dentinário self-etch.

Mithiborwala SH, Chaugule V, Munshi A, Patil V (2011)[3] efectuou uma avaliação comparativa das propriedades adesivas de duas gerações de agentes de ligação à dentina, verificando a microinfiltração nos dentes decíduos. Foram recolhidos 24 molares decíduos humanos. As cavidades oclusais foram preparadas e foi efectuado o procedimento de adesão para 2 grupos. As amostras foram termocicladas, imersas em corante básico de fucsina, seccionadas e as secções foram fotografadas com uma câmara digital SLR. Assim, concluiu-se que a fuga marginal pode ser maior no Xeno III quando comparado com o Prime e o Bond NT.

Nagpal R, Manuja N, Tyagi SP, Singh UP (2011)[34] estudou a eficácia de ligação in vitro de adesivos autocondicionantes com diferentes técnicas de aplicação: Um estudo de microinfiltração e de microscopia eletrónica de varrimento. Foram selecionados 100 pré-molares e preparadas cavidades bucais de classe V. Os dentes foram divididos em dois grupos de acordo com os adesivos autocondicionantes de um passo utilizados. A microinfiltração foi avaliada por um estereomicroscópio e foi feito um exame de MEV das interfaces resina-dentina. Concluiu-se que o condicionamento com ácido fosfórico das margens do esmalte melhorou significativamente a eficácia de selamento de ambos os adesivos autocondicionantes de um passo. A aplicação de uma camada de resina hidrofóbica com Xeno III diminuiu a microinfiltração nas margens da dentina e mostrou uma melhor adaptação interfacial ao MEV.

Nikhil V, Singh V, Chaudhry S (2011)[35] efectuou um estudo ex-vivo para a avaliação comparativa da resistência de união de três adesivos autocondicionantes contemporâneos. Foram selecionados 60 molares mandibulares permanentes e a superfície oclusal de cada dente foi lixada para expor a superfície dentinária plana. As amostras foram então divididas em três grupos de acordo com o agente de ligação utilizado. A resistência de união à tração foi então testada. Concluiu-se, assim, que o adesivo autocondicionante rico em HEMA à base de etanol é melhor do que o adesivo autocondicionante sem HEMA que continha acetona e butanol como solventes, quando comparado em termos de resistência de união.

Shah D (2012)[3] realizou um estudo in vitro de fuga de corante numa avaliação comparativa da microinfiltração em restaurações de compósito de classe V utilizando um adesivo de quinta geração e um agente de ligação de ionómero de vidro. Foram selecionados 40 molares permanentes e foram preparadas cavidades não retentivas em forma de V em 20 dentes e cavidades retentivas em forma de caixa nos restantes 20 dentes. As cavidades foram divididas em quatro grupos. A extensão da penetração do corante foi avaliada qualitativamente utilizando um estereomicroscópio com uma ampliação de 20X. Concluiu-se que o agente de ligação de ionómero de vidro-liner pode ser eficaz na redução da microinfiltração gengival em situações de classe V com margens gengivais em cemento e dentina

Hegde MN, Hegde P, Chandra CR (2012)[5] estudou a avaliação morfológica das interfaces do novo sistema adesivo de condicionamento ácido total e autocondicionante com a dentina. Foram selecionados 40 molares humanos e, após a preparação de cavidades de classe V nos 40 dentes, estes foram divididos aleatoriamente em quatro grupos de 10 espécimes cada. A avaliação morfológica da interface resina-dentina foi então realizada através de microscopia eletrónica de varrimento com várias ampliações. Concluiu-se que, para um melhor resultado do tratamento, era necessária uma adaptação da resina ao tecido dentinário, como no caso dos adesivos auto-condicionantes, para reduzir a sensibilidade pós-operatória.

Kasraie S, Azarsina M, Khamverdi Z, Shokraneh F (2012)[37] avaliou a microinfiltração de sistemas adesivos de polimerização dupla em restaurações de resina composta de classe V. Foram selecionados vinte e quatro pré-molares extraídos. Foram preparadas cavidades de classe V em forma de V nas superfícies vestibular e lingual. Os dentes foram então divididos em quatro grupos iguais e tratados com agentes de ligação em ambas as formas fotopolimerizáveis e de dupla polimerização. As secções foram então examinadas quanto à microinfiltração sob um estereomicroscópio. Concluiu-se que não havia diferença na quantidade de microinfiltração em restaurações de compósito fotopolimerizável de classe V, utilizando sistemas de ligação fotopolimerizáveis e de dupla polimerização. As margens gengivais das restaurações exibiram mais microinfiltração do que as margens do esmalte.

Kumar P, Shenoy A, Joshi S (2012)[38] efectuou um estudo estereomicroscópico para avaliar o efeito de vários contaminantes de superfície na microinfiltração de dois agentes de ligação de geração diferente. Foram selecionados 150 dentes molares maxilares ou mandibulares. Foram feitas cavidades de classe V nas superfícies vestibulares de cada dente. As amostras foram divididas aleatoriamente em dois grupos principais de acordo com o agente de ligação utilizado. Foram ainda subdivididas em 5 grupos de acordo com os diferentes contaminantes da superfície. A microinfiltração foi avaliada com um binóculo. Concluiu-se que, quando não houve contaminação, o Single bond apresentou um pouco mais de microinfiltração na margem gengival e o iBond na margem do esmalte. O Single Bond foi superior ao iBond na colagem de superfícies contaminadas. Deve ser tomado em consideração um protocolo adequado de limpeza da superfície se a contaminação ocorrer antes de proceder ao procedimento de colagem.

Figueiredo RJA, Andrade AKM, Duarte RM, Medeiros e Silva FDS, de Moraes Porto ICC, Montes MAJR (2012)[39] fez uma avaliação in vitro da incompatibilidade entre sistemas adesivos simplificados e cimento resinoso de polimerização dual. Foram selecionados 30 incisivos mandibulares bovinos. Cavidades circulares foram preparadas na superfície dos dentes e foram divididas aleatoriamente em 3 grupos de acordo com o tipo de sistema adesivo utilizado. A penetração do corante foi avaliada por estereomicroscopia. Concluiu-se que houve incompatibilidade entre os sistemas adesivos simplificados e os cimentos resinosos dualcure, demonstrada pelas percentagens médias mais elevadas de fuga marginal. O sistema etch-and-rinse de três passos (Adper Scotch bond Multipurpose Plus) apresentou melhor interação com o cimento resinoso dualcure e menores percentagens médias de microinfiltração marginal.

Ortega RA, Ibarra JG, Rivas LC (2012)[40] estudou a microinfiltração in vitro de três sistemas adesivos com três solventes diferentes. 30 terceiros molares impactados foram selecionados para o estudo e cavidades de classe V foram preparadas. As amostras foram distribuídas aleatoriamente em três grupos e coladas com diferentes agentes de ligação. Foram examinadas quanto à microinfiltração num microscópio, utilizando uma escala de 0-4. Concluiu-se que não existe diferença no grau de microinfiltração entre os sistemas de adesão utilizados com diferentes solventes e que a microinfiltração está presente em maior quantidade no terço inferior da cavidade de classe V quando comparada com o terço superior.

Poptani B, Gohil KS, Ganjiwale J, Shukla M (2012)[41] efectuou um estudo in vitro sobre a resistência de união microtensiva à dentina de quinta com cinco agentes de união à dentina de sétima geração após termociclagem. Foram selecionados 60 molares permanentes, divididos em 6 grupos e colados com diferentes agentes de ligação. 25 dentes do grupo experimental foram submetidos a termociclagem e os restantes não foram submetidos a termociclagem. Todos os espécimes foram submetidos ao teste de resistência de união por microtensão. Concluiu-se que a ligação Clearfil S3 apresentou os **valores** mais elevados **de jiTBS. Além disso, das** cinco resinas adesivas testadas, a sétima geração foi comparável à quinta geração de DBA.

Geerts S, Bolette A, Seidel L, Gueders A (2012)[42] efectuou uma avaliação in vitro da fuga de dois adesivos etch and rinse e dois adesivos self-etch após termociclagem. Foram selecionados aleatoriamente 20 terceiros molares e foram preparadas 2 cavidades nos lados facial e lingual de cada dente. As cavidades foram distribuídas aleatoriamente em 4 grupos de acordo com os sistemas adesivos testados. As amostras foram examinadas num microscópio ótico para detetar microinfiltração. Concluiu-se que o ADSE e o ADSE-1 apresentam uma microinfiltração fraca, particularmente na dentina, e que os adesivos Self Etch suaves podem ser utilizados quando as margens da cavidade estão localizadas na dentina e/ou utilizando ácido fosfórico apenas na margem do esmalte, de modo a otimizar o encaixe micro-mecânico.

Chandra PVR, Harikumar V, Ramkiran D, Krishna MJN, Gouda MV (2013)[43] efectuou um estudo in vitro sobre a microinfiltração de compósitos de resina de classe V utilizando vários adesivos autocondicionantes. Foram selecionados 48 pré-molares e preparadas cavidades de classe V de forma circular. De seguida, os dentes foram divididos aleatoriamente em quatro grupos de acordo com o adesivo testado. Os dentes foram examinados para avaliar o grau de microinfiltração. Concluíram que, os espécimes restaurados com os sistemas adesivos Xeno V e Clearfil S3 Bond revelaram uma fuga significativamente reduzida na margem coronal em comparação com os outros adesivos. Na margem apical, o Xeno V mostrou uma fuga significativamente maior do que os outros grupos, exceto o controlo. O Clearfil S3 Bond revelou resultados superiores em ambos os locais da margem.

Dalli M, Atakul F, Bahsi E, Ince B, Sahbaz C, Colak H et al (2013)[44] efectuaram uma comparação dos níveis de microinfiltração de cinco sistemas adesivos. Foram selecionados 100 dentes molares humanos e foram preparadas cavidades de classe V na superfície vestibular de cada dente. De seguida, os dentes foram distribuídos aleatoriamente por 5 grupos de 20 dentes cada. As amostras foram termocicladas, imersas numa solução de azul de metileno a 0,5% e examinadas num estereomicroscópio. Concluiu-se que as pontuações de microinfiltração oclusal e gengival dos sistemas adesivos autocondicionantes neste estudo foram satisfatórias, exceto para um grupo (Grupo V-iBond).

Panahandeh N, Iravani M, Halalizadeh Z (2013)[45] efectuou uma comparação in-vitro dos efeitos de dois condicionadores ácidos diferentes na microinfiltração de restaurações de compósito. Foram selecionados 30 terceiros molares humanos intactos extraídos. Foram preparadas cavidades de classe V na superfície vestibular dos dentes e os espécimes foram divididos aleatoriamente em 2 grupos de acordo com o adesivo utilizado. As amostras foram avaliadas sob um estereomicroscópio. Concluiu-se que o grau de microinfiltração após a utilização de condicionadores que contêm um agente espessante polimérico (gel de condicionamento Kimiya) é comparável ao grau de microinfiltração após a aplicação de condicionadores com agente espessante de sílica pirogénica.

Atash R, Shayegan A, Poureslami H, Sharifi H, Shadman N (2013)[46] efectuou um estudo in vitro sobre o efeito da termociclagem na microinfiltração de novos sistemas adesivos em dentes decíduos. Foram selecionados 48 incisivos primários e divididos em 3 grupos de acordo com o agente adesivo utilizado. As amostras foram examinadas sob um estereomicroscópio para determinar a penetração do corante nas margens do esmalte e da dentina. Concluiu-se que todos os sistemas adesivos apresentavam microinfiltração nas margens do esmalte e da dentina. Não foram registadas diferenças significativas no grau de microinfiltração entre os três sistemas adesivos nas margens do esmalte e da dentina antes e depois da termociclagem.

Joseph P, Yadav C, Satheesh K, Rahna R (2013)[6] avaliou a eficácia de ligação dos agentes de ligação da sexta, sétima e oitava geração. Foram selecionados 20 molares humanos. As superfícies oclusais foram esmeriladas e divididas em quatro grupos de acordo com os agentes de ligação aplicados.

Os dentes foram seccionados e sujeitos a força de tração numa máquina de testes universal. Concluiu-se que o agente de ligação de dentina da oitava geração teve o melhor desempenho em termos de resistência de microtração ao dente do que o agente de ligação de dentina da sexta geração e o agente de ligação de dentina da sétima geração.

Kambale S, Hedge V, Munavalli A, Ramesh S, Bandekar SD (2014)[47] estudou o efeito de adesivos de passo único na permeabilidade marginal de compósitos de resina de classe V. Foram feitas cavidades de classe V de forma circular na superfície facial ou lingual de 48 dentes extraídos. Os dentes foram divididos aleatoriamente em quatro grupos de acordo com o agente de ligação utilizado. A microinfiltração foi avaliada com um microscópio binocular. Concluiu-se que a colagem do Clearfil S3 apresentou menos fugas de restauração em comparação com os outros adesivos autocondicionantes, tanto nas margens do esmalte como da dentina. Na margem coronal, os preparos tratados com Xeno V apresentaram uma fuga significativamente menor do que os outros grupos. Na margem apical, as preparações tratadas com Clearfil S3 Bond revelaram uma fuga significativamente menor do que os outros grupos. Tanto na margem coronal como na apical, o grupo de controlo, constituído por preparações sem tratamento com qualquer sistema adesivo, apresentou uma fuga significativamente maior do que os grupos adesivos.

Tabari M, Esmaeili B, Alimohammadi M, Bejeh Mir AP, Gharekhani S, Hajiahmadi M et al (2014)[48] efectuaram uma avaliação comparativa da microinfiltração de restaurações de compósito utilizando a quinta e a sétima gerações de sistemas adesivos. Foram utilizados 45 dentes anteriores decíduos humanos e foram preparadas cavidades de classe V padrão. Os dentes foram divididos em três grupos, incluindo quinze amostras em cada grupo, com base no tipo de agentes de ligação. Os espécimes foram testados para microinfiltração usando um estereomicroscópio. Concluiu-se que não foram encontradas diferenças significativas nas pontuações de microinfiltração dos sistemas adesivos estudados, parecendo que a geração 7th de agente de ligação aplicada neste estudo pode ser apropriada para a dentisteria pediátrica devido a menos passos operacionais e menor risco de contaminação da saliva.

Nair M, Paul J, Kumar S, Chakravarthy Y, Krishna V, Shivaprasad (2014)[49] comparou a eficácia de ligação dos agentes de ligação de sexta e sétima geração. Foram selecionados 80 dentes pré-molares. A superfície vestibular de cada dente foi cortada de forma a expor a superfície plana da dentina. As amostras foram divididas em quatro grupos de acordo com os agentes de ligação utilizados. As amostras foram testadas quanto à resistência de união ao cisalhamento com uma máquina de testes universal. Concluiu-se que os adesivos da sétima geração apresentaram uma resistência média ao cisalhamento da dentina significativamente mais elevada do que os adesivos da sexta geração. O valor mais elevado de resistência ao cisalhamento foi obtido com o Adper Easy One do sistema de sétima geração. O Adper SE plus do sistema de sexta geração apresentou os valores mais baixos de resistência ao cisalhamento em comparação com todos os outros grupos.

Duddu MK, Muppa R, Panthula P, Srinivas N. Ch (2015)[1] efectuou um estudo in vitro sobre a comparação da resistência de união ao cisalhamento e da microinfiltração de três agentes de união de sétima geração disponíveis comercialmente em dentes anteriores decíduos. 45 dentes foram divididos aleatoriamente em três grupos de acordo com o agente de união utilizado. Foi utilizado um molde de Teflon dividido para construir o cilindro de resina composta e fotopolimerizado. A resistência de união ao cisalhamento foi testada usando uma máquina de testes universal. Para a microinfiltração, outros 45 dentes foram agrupados de forma semelhante. Duas cavidades de classe V foram preparadas na superfície vestibular e tratadas com diferentes agentes de ligação à dentina. Cada amostra foi examinada quanto à microinfiltração utilizando um estereomicroscópio. Concluiu-se que, entre os três agentes de ligação comercialmente disponíveis, não houve diferenças estatisticamente significativas na SBS. A ligação G apresentou maior microinfiltração quando comparada com as outras.

Shetty H, Hegde P, Hegde M, Shetty S, Shetty A (2015)[50] efectuou um estudo de penetração de corante fluorescente in vitro sobre a avaliação de microfugas em compósitos com sistemas de ligação à dentina mais recentes através da técnica direta em cavidades de classe V. Foram preparadas cavidades de classe V em 45 dentes molares humanos. Os dentes foram divididos aleatoriamente e em partes iguais no grupo de controlo e em dois grupos experimentais. A microinfiltração foi avaliada em microscópio fluorescente. Concluiu-se que os sistemas de ligação à dentina auto-condicionantes (Unifil bond e AdheSE) deram melhores resultados em termos de menor microinfiltração quando comparados com o sistema de ligação à dentina de condicionamento total quando utilizados com compósitos. O sistema de ligação à dentina com condicionamento total (Excite Dsc) demonstrou um selamento marginal mais fraco quando utilizado com compósitos. Entre os dois primers autocondicionantes, o Unifil bond demonstrou menos microinfiltração em comparação com o AdheSE.

Gupta S, Vellanki VK, Shetty VK, Kushwah S, Goyal G, Sharath Chandra SM (2015)[51] efectuou uma avaliação in vitro da resistência ao cisalhamento de nanocompósitos à dentina. Foram recolhidos 60 pré-molares e as superfícies oclusais dos dentes foram esmeriladas para preparar superfícies planas. Os dentes de amostra foram divididos em três grupos e a resistência de união ao cisalhamento foi testada. Alguns dos espécimes foram testados em MEV. Concluiu-se que a adição de um agente antimicrobiano como o MDPB diminui a força de ligação do agente de ligação à dentina e a adição de flúor diminui ainda mais a força de ligação do que o MDPB. A partir dos resultados do MEV, pode concluir-se que a zona de falha não pôde ser definida e que o modo de falha foi independente do agente de ligação à dentina utilizado.

CAPÍTULO 4

Materiais e métodos

O presente estudo in vitro foi efectuado no Departamento de Pedodontia e Odontologia Preventiva, D.J. College of Dental Sciences & Research, Modinagar, em colaboração com o Subharti Dental College, Merrut

ARMAMENTARIUM (Figura 1)

O armamentário utilizado no estudo foi:

1) 45 dentes pré-molares extraídos
2) Máscara bucal descartável
3) Luvas descartáveis
4) Escalonador ultrassónico (EMS, Suíça)
5) Bandeja de rins
6) Peça de mão do airotor de alta velocidade (NSK, Japão)
7) Broca de diamante (redonda, fissura reta e cone invertido)
8) Peça de mão reta (NSK, Japão)
9) Vernier caliper
10) Balança metálica
11) Divisor
12) Caneta de marcação
13) Explorador
14) Pinça
15) Sonda
16) Condensador
17) Instrumento de enchimento de plástico
18) Seringa descartável
19) Seringa de 3 vias
20) Algodão
21) Papel
22) Caneta
23) Pontas do aplicador
24) Cronómetro
25) Termómetros
26) Cera pegajosa
27) Tinta para unhas
28) Três contentores de armazenamento
29) Disco de pressão (Shofu, EUA)

MATERIAIS (Quadro 1) (Figura 2)

1) Água destilada
2) Corante azul de metileno
3) 6th agente de ligação de dentina de geração (FL Bond II) (Shofu, Japão)
4) 7th agente de ligação de dentina de geração (Xeno V) (Dentsply, Alemanha)
5) 8th agente de ligação de dentina de geração (Futurabond DC) (VOCO, Alemanha)
6) Resina composta (Ceram X) (Dentsply, Alemanha)

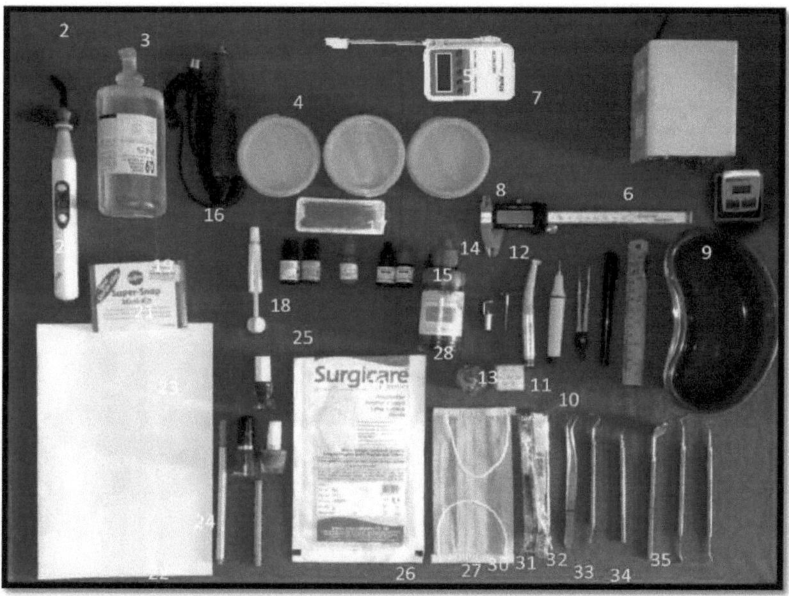

Figura 1: Armamento utilizado no estudo

1	Unidade de fotopolimerização	13	Escalador ultrassónico	25	Luvas descartáveis
2	Água destilada	14	Airotor	26	Máscara bucal descartável
3	Peça de mão reta	15	Broca de disco de diamante	27	Seringa descartável
4	3 recipientes de armazenamento	16	Pontas do aplicador	28	Caixa de rebarbas
5	Termómetro	17	Corante azul de metileno	29	Prato Dapen
6	Parar o relógio	18	Agentes de ligação	30	Pinça
7	Caixa de controlo do micromotor	19	Ceram X Mono compósito	31	Explorador
8	Vernier caliper	20	Kit de encaixe	32	Sonda
9	Tabuleiros para rins	21	Papel	33	Espelho
10	Escala	22	Caneta	34	Instrumento de enchimento de plástico
11	Caneta de marcação	23	Tintas para unhas	35	Condensador
12	Divisor	24	Cera pegajosa		

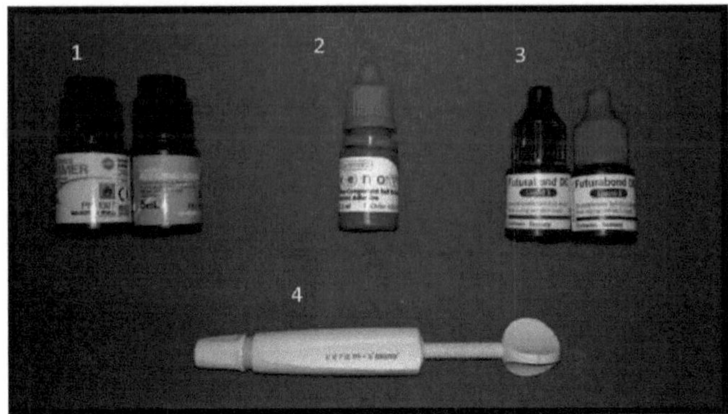

Figura 2: Materiais utilizados no estudo

1. 6th Agente de ligação de dentina de geração (Fl Bond II)
2. 7th Agente de ligação de dentina de geração (Xeno V)
3. 8th Agente de ligação de dentina de geração (Futurabond DC)
4. Compósito (Ceram X Mono)

QUADRO 1: COMPOSIÇÃO DOS MATERIAIS UTILIZADOS

MATERIAL	MANUFACTURER	COMPOSITION
6th generation dentin bonding agent (FL Bond II)	Shofu INC., Kyoto, Japan	Prime- Water, ethanol, carboxylic acid monomer, phosphoric acid monomer & initiator Adhesive- S-PRG based on fluoroboroaluminosilicate glass, UDMA, TEGDMA, 2-HEMA, initiator
7th generation dentin bonding agent (Xeno V)	Dentsply, Germany	Bifunctional acryl resin with amide functions, Acryloylaminoalkylsulfonic acid "inverse" functionalized phosphoric acid ester, Acrylic acid, Camphorquinone, Coinitiator, Butylated benzenediol, Water, Tertiary butanol
8th generation dentin bonding agent (Futurabond DC)	VOCO, Germany	Liquid A contains- Water, Ethanol, Silicium dioxide nanoparticles, Fluorides Liquid B contains- Acid modified methacrylate, BIS- GMA, 2-hydroxyethyl methacrylate (HEMA), Camphorquinone, TMPTMA (Trimethylolpropane tri-methacrylate), BHT

Ceram X	Dentsply, Germany	Methacrylate modified polysiloxane, 2 Dimethacrylate resin, Ethyl-4 (dimethylamino) benzoate, Barium-aluminumborosilicate glass, Methacrylate SiO2 (nanofiller), Iron oxide pigments, Titanium oxide pigments, Aluminiumsulfosilicate pigments, Fluorescence pigment, UV stabilizer, Camphorquinone

EQUIPAMENTO (Figura 3,4,5)

1) Autoclave (Unique Clave - C)
2) Banhos de água
3) Estereomicroscópio (Leica MZ125, Alemanha)
4) Fotopolimerizador (Unicorn, Dentmart)
5) Micromotor (Marathon)

METODOLOGIA

SELECÇÃO DE AMOSTRAS

Quarenta e cinco dentes pré-molares humanos extraídos por razões ortodônticas ou periodontais, com superfícies vestibulares/lingual intactas, foram utilizados para o estudo.

Os detritos foram removidos, os dentes foram limpos com um raspador ultrassónico, autoclavados e armazenados em água destilada à temperatura ambiente até serem utilizados na experiência. Os dentes selecionados foram utilizados no prazo de 3 meses após a recolha, de acordo com as recomendações da Occupational Safety and Health Administration (OSHA) (Figura 6).

CRITÉRIOS DE INCLUSÃO

1) Dentes com superfície vestibular/lingual intacta.

2) Dentes livres de restaurações e fluorose.

3) Pré-molares extraídos devido a razões periodontais.

4) Pré-molares extraídos por razões ortodônticas.

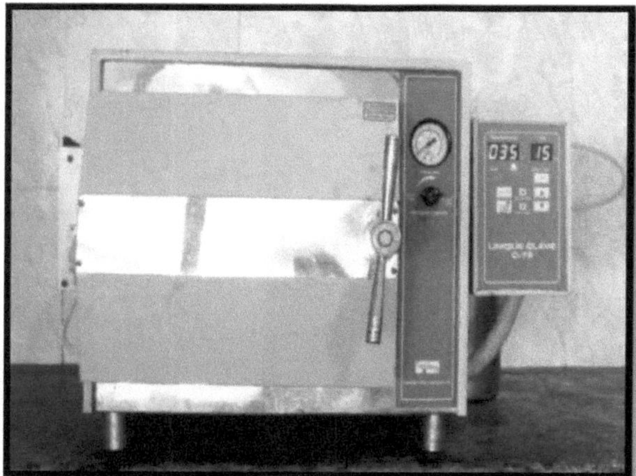

Figura 3: Autoclave

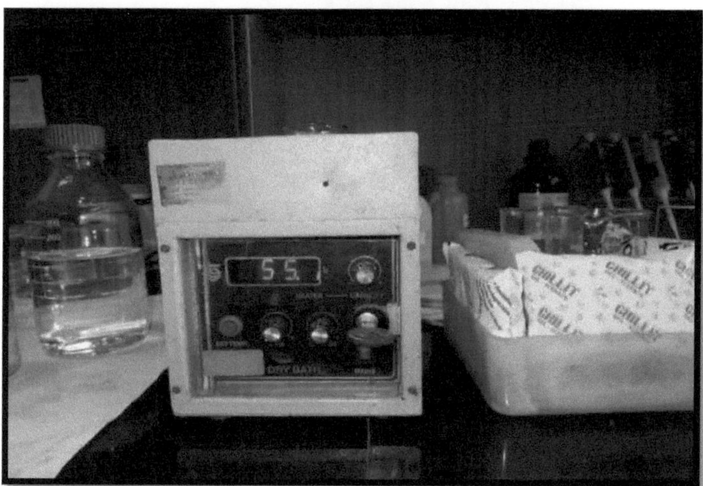

Figura 4: Banhos de água quente e fria

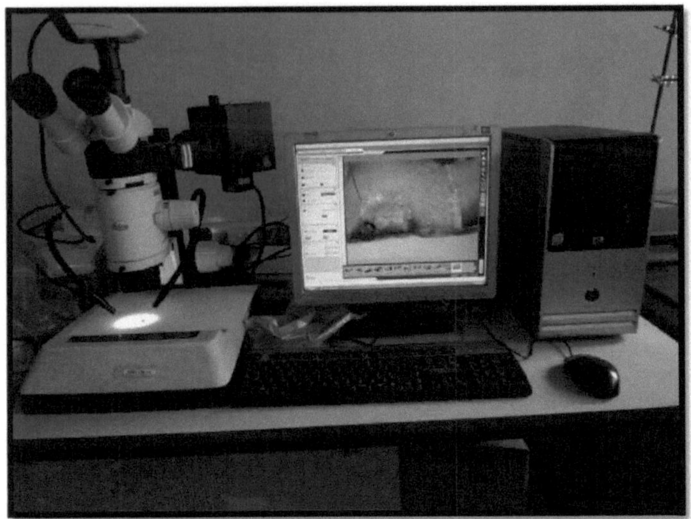

Figura 5: Estereomicroscópio

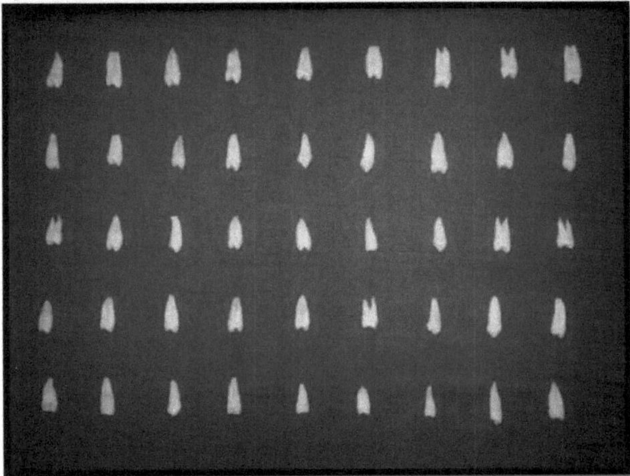

Figura 6: Dentes extraídos não cariados

CRITÉRIOS DE EXCLUSÃO

1) Cáries presentes nas superfícies vestibular e lingual.
2) Presença de lesões de manchas brancas.
3) Coroa do dente fracturada durante a extração.
4) Pré-molares com formação incompleta da raiz.
5) Dentes hipoplásicos ou hipomineralizados.
6) Dentes com qualquer tipo de anomalia de desenvolvimento.

PREPARAÇÃO DE AMOSTRAS

As cavidades de classe V (3 mm de largura X 2 mm de altura X 1,5 mm de profundidade) 1 mm acima da junção cemento-esmalte, foram preparadas nas superfícies vestibulares/lingual dos dentes, sem caraterísticas retentivas incorporadas no desenho da cavidade. Foi utilizada uma broca redonda num airotor de alta velocidade com água de refrigeração para o corte inicial, seguido de uma broca de fissura reta e o aplanamento do pavimento pulpar foi feito por uma broca cónica invertida. Foram utilizadas novas brocas a cada cinco preparos. Todos os ângulos das superfícies cavo-superficiais foram mantidos em ângulos rectos, sem bisel. As dimensões foram padronizadas com um paquímetro. A cavidade preparada foi lavada cuidadosamente com spray de ar/água e seca (Figura 7).

DIVISÃO DAS AMOSTRAS

As 45 amostras recolhidas foram divididas aleatoriamente nos três grupos seguintes e codificadas por cores (Fluxograma 1)

Grupo I- (Vermelho) as amostras foram coladas com FL Bond II, 6th geração de agente de ligação à dentina, (Shofu,). (n=15)

Grupo II - (Azul) as amostras foram coladas com Xeno V, 7th geração de agente de ligação à dentina, (Dentsply, Alemanha). (n=15)

As amostras do Grupo III- (Verde) foram coladas com Futurabond DC, 8th geração de agente de ligação à dentina,

(VoCo, Alemanha). (n=15)

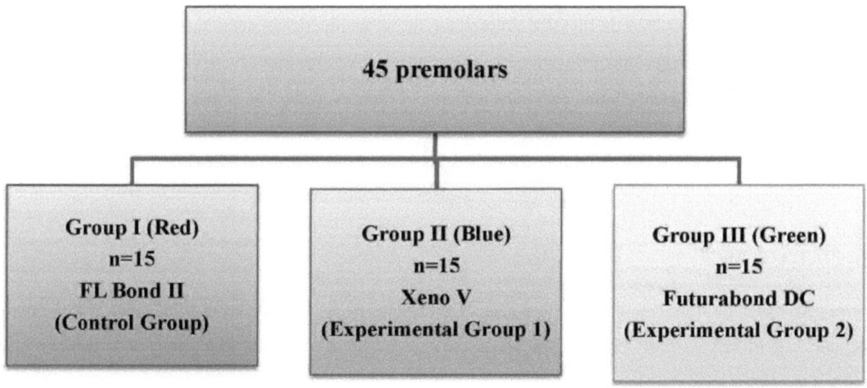

GRÁFICO 1: Divisão das amostras

APLICAÇÃO DO AGENTE DE LIGAÇÃO

O Grupo I serviu de grupo de controlo e os Grupos II e III serviram de grupos experimentais. Os agentes de ligação em todos os grupos foram aplicados de acordo com as instruções do fabricante.

Grupo I - Os dentes da amostra deste grupo foram colados com FL Bond II (6th generation, giomer selfetching, light cured dentin bonding agent). Em primeiro lugar, o Primer foi aplicado cuidadosamente sobre a cavidade preparada durante 5 segundos, deixado imóvel durante 10 segundos e seco com ar durante 5 segundos. Após a aplicação do primário, o agente de ligação foi aplicado com uma ponta aplicadora numa camada uniforme em toda a superfície durante 5 segundos e depois fotopolimerizado durante 10 segundos. (Figura 8)

Grupo II - As amostras de dentes deste grupo foram coladas com Xeno V (7th generation, self-etching, light cured dental adhesive). Foi fornecido num frasco de fácil compressão. Foi aplicado, com uma ponta aplicadora, numa única camada sobre a cavidade preparada, deixada sem ser mexida durante 20 segundos, seca com ar durante 5 segundos e depois fotopolimerizada durante mais 20 segundos. (Figura 9)

Grupo III - As amostras de dentes deste grupo foram coladas com Futurabond DC (8th generation, selfetching, dual-cured dental adhesive). Foi fornecido num sistema de dois frascos. Uma gota do Líquido A e uma gota do Líquido B foram dispensadas e misturadas com uma ponta aplicadora, bem durante 5 segundos. O adesivo foi então aplicado com a mesma ponta de aplicador na cavidade preparada com um movimento de fricção durante 15 segundos, depois secou suavemente ao ar durante 5 segundos e fotopolimerizou durante 20 segundos. (Figura 10)

RESTAURAÇÃO DE AMOSTRAS

Todas as preparações de cavidades de Classe V foram restauradas com uma restauração de nanocerâmica (Ceram X) em 3 incrementos. O primeiro incremento preencheu $1/3^{rd}$ da cavidade preparada e foi fotopolimerizado durante 40 segundos, o segundo incremento preencheu $2/3^{rd}$ da cavidade preparada e foi fotopolimerizado durante 40 segundos e o restante $1/3^{rd}$ da cavidade foi então preenchido pelo terceiro incremento e foi fotopolimerizado durante 40 segundos. As restaurações de compósito foram então terminadas utilizando um kit super snap (Shofu). (Figura 11)

ARMAZENAMENTO DE AMOSTRAS

O meio de armazenamento para todo o estudo foi água destilada.

TERMOCICLAGEM

As amostras preparadas foram submetidas a termociclagem em banhos de água durante 500 vezes, entre 5 e 55 graus, com um tempo de permanência de 30 segundos em cada banho e um tempo de transferência de 30 segundos para simular as condições orais. (Figura 12)

IMERSÃO DE TINTA

Após a termociclagem, os ápices dos dentes foram selados com cera pegajosa. Todas as superfícies dos dentes foram triplamente revestidas com verniz de unhas, com exceção de uma janela de 0,5-1,0 mm à volta das margens da restauração. Os dentes foram imersos em azul de metileno a 2% durante 48 horas, após o que foram lavados com água e secos ao ar (Figura 13 e Figura 14).

SECCIONAMENTO DE AMOSTRAS

Foi utilizado um disco de diamante a baixa velocidade numa peça de mão reta com micromotor para seccionar os dentes longitudinalmente na direção buco-lingual. A irrigação contínua com água destilada através de uma seringa foi efectuada durante a secção das amostras. Das 90 secções obtidas de 45 dentes, foram selecionadas apenas 45 secções que estavam completas e não estavam fracturadas ou lascadas. (Figura 15)

AVALIAÇÃO DE MICROFUGAS

A microinfiltração foi avaliada através da visualização de todos os grupos de tratamento sob estereomicroscópio com uma ampliação de 40X. (Figura 16)

Os critérios de pontuação para a avaliação da microinfiltração foram seguidos de acordo com Vinay S e ShivannaV(2010).[31] (Figura 17)

0 = Não há penetração de corante.

1 = Penetração do corante até 1/3 da profundidade da cavidaderd

2 = Penetração do corante até 2/3rd profundidade da cavidade

3 = Penetração do corante até à profundidade total da cavidade

4 = Penetração do corante na parede axial da cavidade.

O mesmo procedimento foi seguido para todas as amostras restantes. Os dados foram recolhidos, tabulados e enviados para análise estatística.

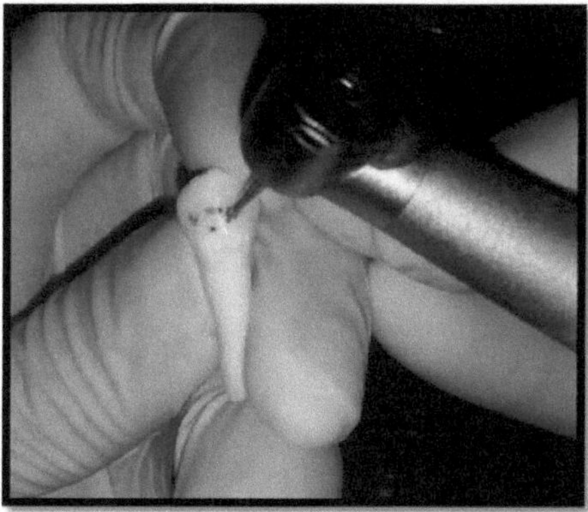

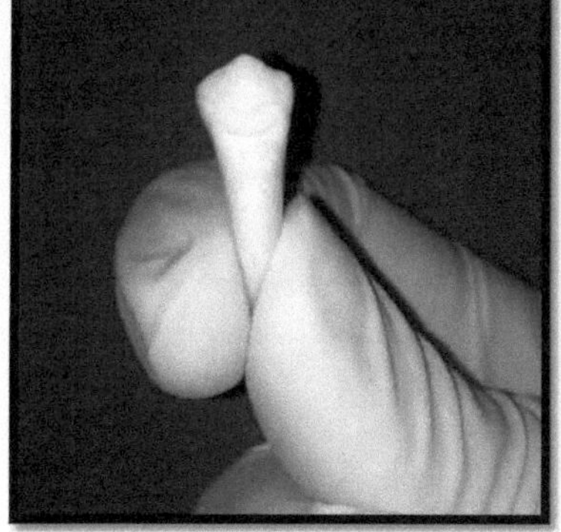

Figura 7: Preparação da cavidade de classe V

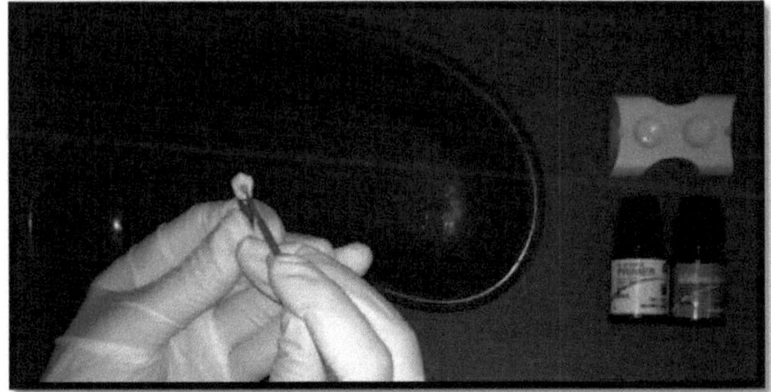

Figura 8: Aplicação do agente de ligação de dentina de 6th geração

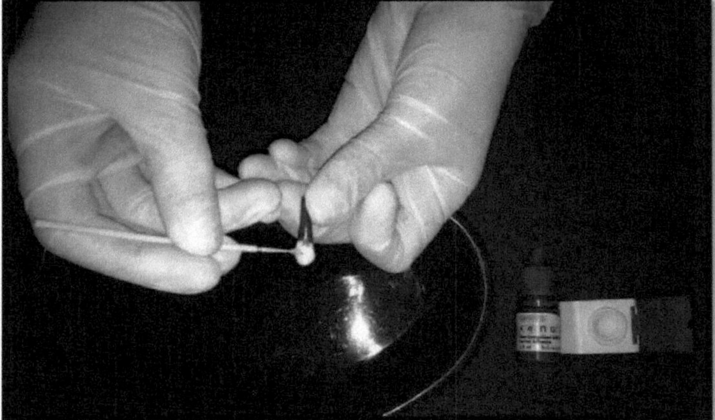

Figura 9: Aplicação do agente de ligação de dentina de 7th geração

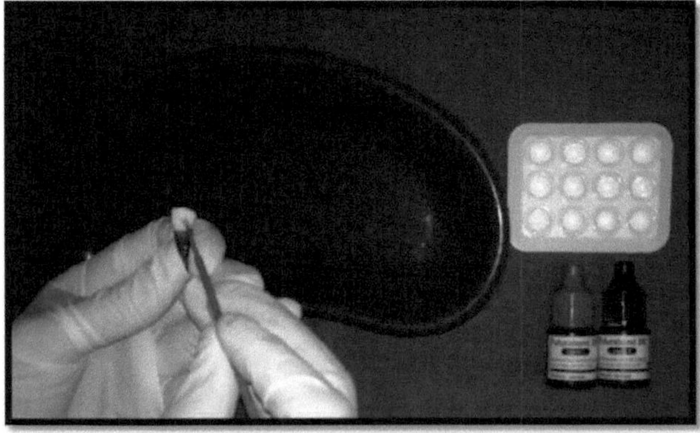

Figura 10: Aplicação do agente de ligação de dentina de geração 8 th

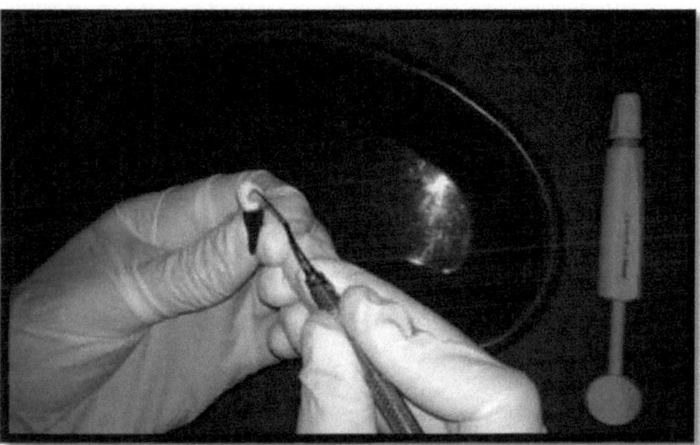

Figura 11: Restauro de amostras com Ceram X Mono

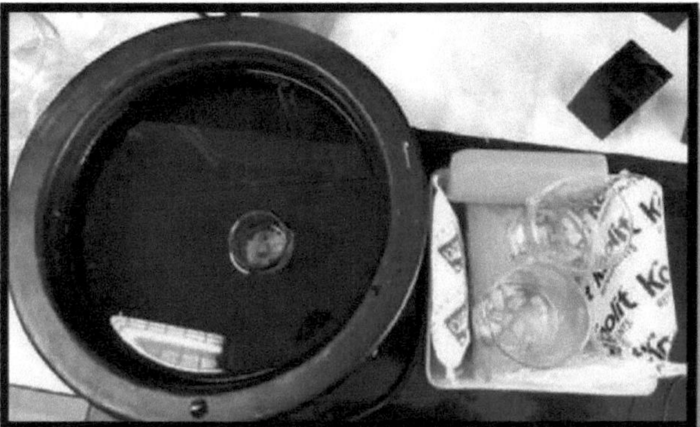

Figura 12: Amostras submetidas a termociclagem

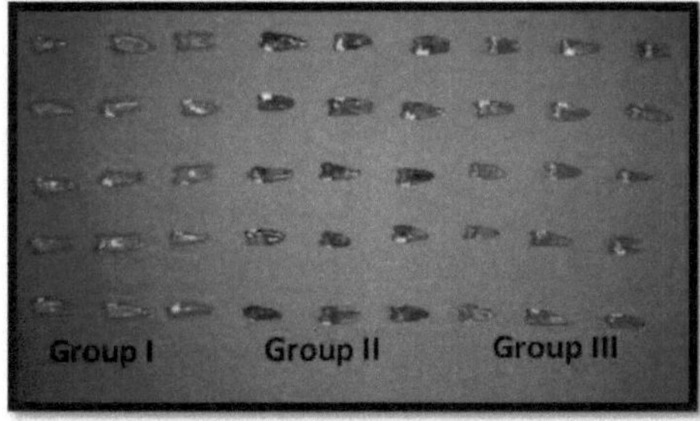

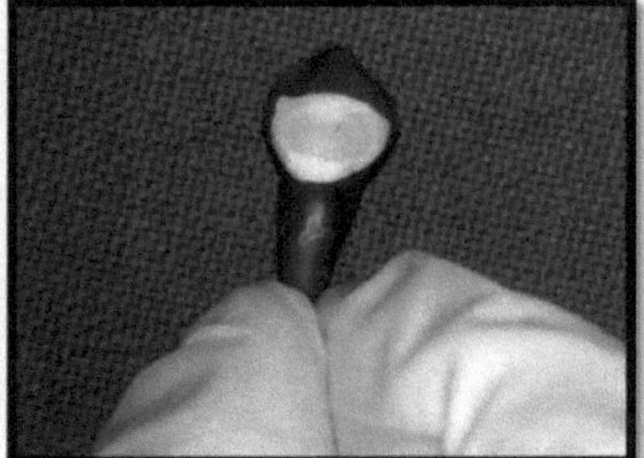

Figura 13 : Aplicação de verniz de unhas antes da imersão do corante

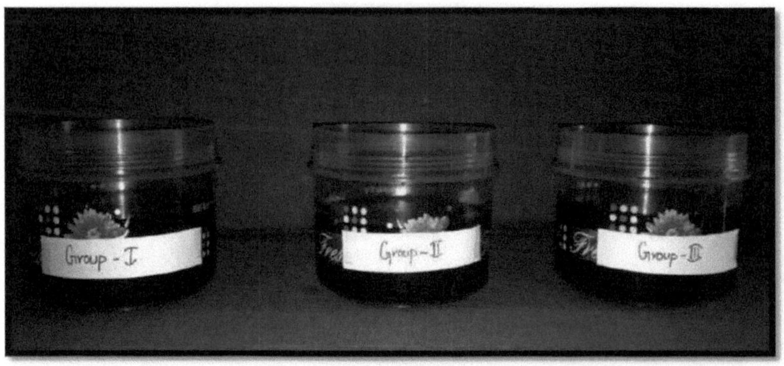

Figura 14: Imersão das amostras em corante azul de metileno a 2%

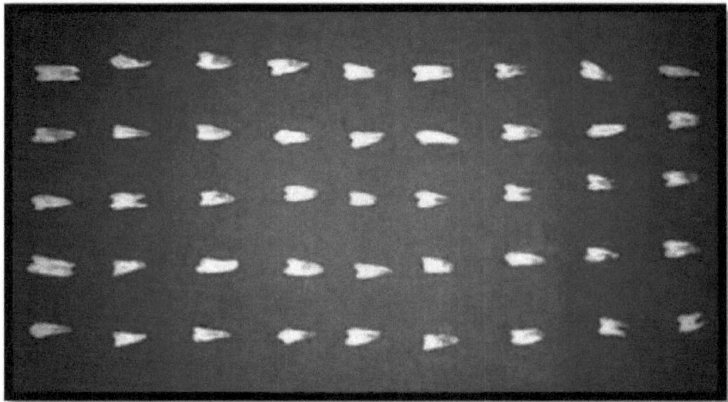

Figura 15: Seccionamento das amostras

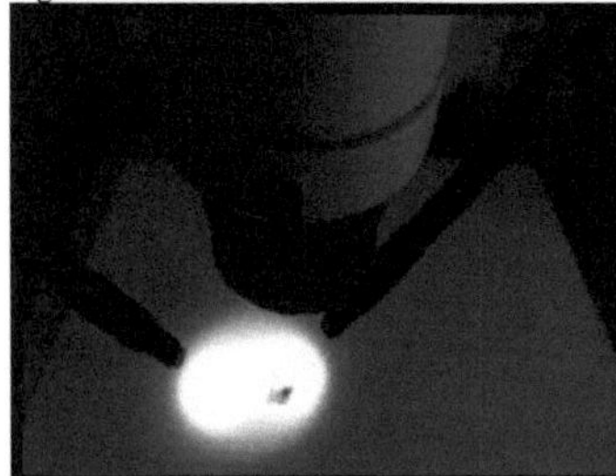

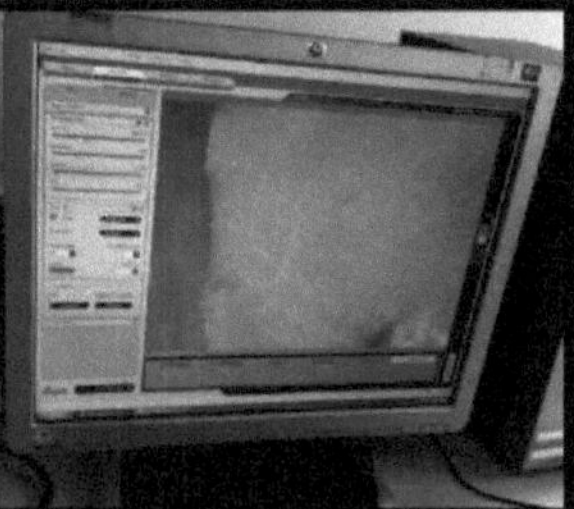

Figura 16: Avaliação da microinfiltração ao estereomicroscópio

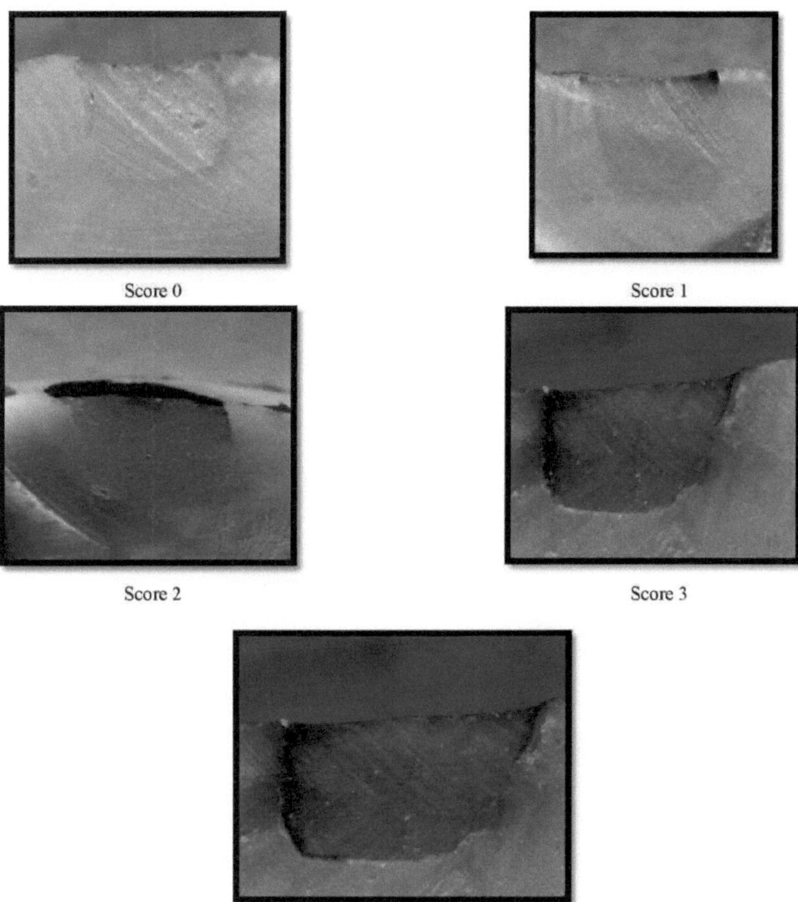

Score 4

Figura 17: Critérios de pontuação

CAPÍTULO 5

Resultados e observações

Este estudo in vitro é uma avaliação comparativa da microinfiltração de agentes de ligação à dentina da nova geração.

Análise estatística

Os dados para este estudo foram analisados utilizando o teste estatístico Kruskal-Wallis e Mann-Whitney para testar a microinfiltração em termos de pontuação de penetração de corante de diferentes gerações de agentes de ligação à dentina. Para efeitos de interpretação estatística, o valor de p de 0,05 foi considerado estatisticamente significativo.

1. **Média aritmética**

$$\bar{x}=\frac{\sum x_i}{n}$$

Em que $\sum x_i$ é a soma de todas as observações n é a dimensão total da amostra

2. **Desvio padrão**

$$SD=\sqrt{\frac{\sum(x_i-\bar{x})^2}{n-1}}$$

Onde $\sum(Xi-X)^2$ é a soma do quadrado do desvio da média

n é o número total de observações

3. **Erro padrão da média (SEM)**

$$\overline{SEM}=\frac{\sigma}{\sqrt{n}}$$

Em que σ é o desvio padrão e

$\sqrt{n}$ é a raiz da dimensão da amostra

4. Teste de Mann-Whitney (ou teste U)

$$\mu_R=\frac{n_1(n_1+n_2+1)}{2}$$

$$\sigma_R=\sqrt{\frac{n_1 n_2(n_1+n_2+1)}{12}}$$

$$z=\frac{R-\mu_R}{\sigma_R}$$

n_1: dimensão da amostra 1

n_2 : dimensão da amostra 2

R_1 : soma das classificações para a amostra 1

R_2 :soma das classificações para a amostra

R : igual a R_1

μ_R : média dos valores R da amostra que são esperados quando as duas populações têm medianas iguais

5. Teste de Kruskal-Wallis

$$H = \frac{12}{n(n+1)} \sum_i \frac{R_i^2}{n_i} - 3(n+1)$$

A. **Valores médios de microinfiltração no Grupo I (6th Generation Bonding Agent), Grupo II (7th Generation Bonding Agent) e Grupo III (8th Generation Bonding Agent)**

O valor médio da microinfiltração foi de 1,73±0,799 para o grupo I, 2,00±0,655 para o grupo II e 0,87±0,640 para o grupo III. Verificou-se que o valor de microinfiltração foi mais elevado no grupo II (7th geração de agente de ligação), seguido do grupo I (controlo, 6th geração de agente de ligação) e menos no grupo III (8th geração de agente de ligação). (Tabela 2) (Gráfico 1)

B. **Valor médio de classificação da microinfiltração no Grupo I (6th Generation Bonding Agent), Grupo II (7th Generation Bonding Agent) e Grupo III (8th Generation Bonding Agent)**

A classificação média foi de 26,07 no grupo I, 29,90 no grupo II e 13,03 no grupo III. Verificou-se que o grupo III (8th generation bonding agent) teve a classificação média mais baixa, seguido do grupo I (6th generation bonding agent) e do grupo II (7th generation bonding agent). A classificação média da microinfiltração entre todos os grupos foi considerada significativa. (Tabela 3)

C. **Intercomparação da microinfiltração no Grupo I (Agente de ligação de geração 6th), Grupo II (Agente de ligação de geração 7th) e Grupo III (Agente de ligação de geração 8th)** Quando se efectuou a intercomparação entre os vários grupos, foi encontrada uma diferença significativa entre o grupo I e o grupo III e o grupo II e o grupo III com um valor de p de 0,004 e 0,000, respetivamente. Foi encontrada uma diferença não significativa entre o Grupo I e o Grupo II com um valor de p de 0,366. (Tabela 4)

Tabela 2: Valores médios de microinfiltração no Grupo I, Grupo II e Grupo III

Groups*	N	Mean	Std. Deviation	Median	Std. Error of Mean
I	15	1.73	0.799	2.00	0.206
II	15	2.00	0.655	2.00	0.169
III	15	0.87	0.640	1.00	0.165

* Grupo I- 6th agente de ligação de geração
* Grupo II-7th agente de ligação de geração

* Grupo III-8th agente de ligação de geração

Tabela 3: Classificações médias entre o Grupo I, o Grupo II e o Grupo III

Groups*	N	Microleakage (Mean Rank)	Chi-Square	p value
I	15	26.07		
II	15	29.90	15.494	0.000**
III	15	13.03		

* Grupo I- 6th agente de ligação de geração

* Grupo II-7th agente de ligação de geração

* Grupo III-8th agente de ligação de geração

** Significativo ($p<0.05$)
*** Não significativo ($p> 0,05$)

Tabela 4: Comparação intergrupos da classificação média da microinfiltração no Grupo I, Grupo II e Grupo III

Group*	N	Mean Rank	Mann- Whitney U	p Value
I	15	14.20	93.000	0.366***
II	15	16.80		
I	15	19.87	47.000	0.004**
III	15	9.90		
II	15	21.10	28.500	0.000**
III	15	11.13		

* Grupo I- 6th agente de ligação de geração

* Grupo II-7th agente de ligação de geração

* Grupo III-8th agente de ligação de geração

** Significativo ($p<0.05$)
*** Não significativo ($p>0.05$)

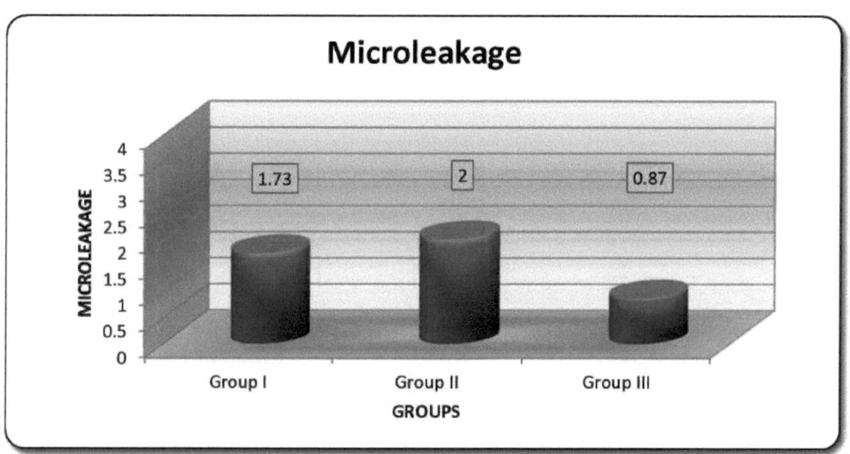

Gráfico 1: Representação gráfica da média de microinfiltração entre todos os grupos.

Grupo I- 6th agente de ligação de geração

Grupo II-7th agente de ligação de geração

Grupo III-8th agente de ligação de geração

CAPÍTULO 6

Discussão

Na dentisteria pediátrica, existe uma procura crescente dos benefícios estéticos da dentisteria adesiva. Uma das vantagens dos desenhos de cavidades minimamente invasivos associados - omitindo a tradicional "extensão para prevenção" - é a de preservar ainda mais os tecidos dentários saudáveis. A medicina dentária adesiva também evita os possíveis efeitos secundários da amálgama.[16]

Skinner, em 1959, escreveu que "a qualidade estética de uma restauração pode ser tão importante para a saúde mental do paciente como as qualidades biológicas e técnicas da restauração são para a sua saúde física ou dentária". Este facto levou a uma resolução de procurar um material superior e esteticamente sólido. Foi em 1951 que Knock e Glenn adicionaram 15% de silicato de alumínio ao acrílico, numa tentativa de melhorar as propriedades mecânicas do cimento resinoso. Devido ao elevado desgaste e descoloração do material, em 1956, Bowen R.L. desenvolveu o monómero Bis fenol Glicidil metacrilato (Bis GMA, também conhecido como Resina Bowens), ligando grupos metacilato ao monómero epóxi. Os compósitos de resina baseados em Bis GMA foram introduzidos em 1962 e em 1965 patenteou a combinação de resina Bis GMA e partículas de quartzo tratadas com silano, que está na origem da maioria dos compósitos de resina atualmente no mercado. Os compósitos têm a vantagem tradicional de se ligarem à estrutura dentária, proporcionarem uma boa correspondência de cor, brilho de superfície, para além de alta resistência, resistência ao desgaste e biocompatibilidade. Com a melhoria contínua do material e a evolução da nanotecnologia, os compósitos tornaram-se a escolha de material de restauração.[52,53]

Mas a instrumentação dentária para a preparação da cavidade resulta na formação de uma camada de esfregaço que cobre os componentes estruturais normais da dentina e penetra vários micrómetros nos túbulos para formar tampões de esfregaço. A smear layer é composta por uma mistura de colagénio parcialmente desnaturado e minerais. **Pashley** sugeriu que a composição da smear layer muda com a profundidade da dentina como um reflexo da estrutura da dentina a partir da qual é formada. Esta smear layer interfere no processo de adesão da resina composta e, por isso, deve ser removida ou modificada.[54] As três etapas envolvidas na ligação micromecânica do compósito são o condicionamento, a preparação e a ligação.

O condicionamento remove a camada de smear layer e torna a superfície da dentina intertubular porosa por desmineralização parcial. O condicionamento também remove os detritos nos túbulos e dissolve a parede de dentina peritubular, formando uma depressão cilíndrica cónica. Isto ajuda na formação de tags de resina pela resina adesiva.[10]

O primário cria geralmente uma tensão superficial que é inferior à energia livre da superfície da dentina condicionada com ácido. São geralmente anfifílicos, contendo compostos bifuncionais. O grupo funcional hidrofílico tem uma elevada afinidade para a superfície da dentina, enquanto o grupo funcional hidrofóbico tem uma elevada afinidade para as resinas adesivas.[10,55]

A colagem é o processo de formação de uma junta adesiva. Consiste numa combinação de resinas, como o BIS-GMA ou outras resinas de dimetacrilato. Estas penetram na dentina preparada e copolimerizam com o primário para formar uma camada híbrida. Alguns destes sistemas podem conter cargas, que podem ser sílica, vidro ou cargas de tamanho nano.[9]

O advento dos agentes de ligação à dentina, com a sua propriedade de aderência à estrutura dentária por meios micro-mecânicos e químicos, anunciou uma nova era no campo da medicina dentária. O desenvolvimento de uma molécula de epóxi por Castan em 1938 desencadeou a procura de agentes de ligação à dentina e, em 1956, Bunocore foi pioneiro no trabalho sobre a adesão à dentina. Mais tarde, a "primeira geração" de agentes de ligação à dentina surgiu quando, em 1962, Bowen sintetizou um epóxi acrilado utilizando N-fenilglicina e glicidilmetacrilato ou NPG-GMA. O NPG-GMA é uma molécula bifuncional ou um agente de acoplamento, com uma extremidade que se liga à dentina e a outra extremidade que se liga (polimeriza) à resina. A resistência de união destes sistemas era de apenas 1 a 3 megapascal (MPa). Os resultados clínicos foram fracos.[8,9]

Uma "segunda geração" de agentes de ligação à dentina foi desenvolvida no final da década de 1970. A maioria destes incorporava ésteres halofosforados de resinas não preenchidas, como o bisfenol-A glicidil metacrilato (bis-GMA) ou o metacrilato de hidroxietilo (HEMA). Este co-monómero de superfície ativa aumentou a capacidade destes adesivos para humedecer a dentina e, teoricamente, mediou ligações químicas resistentes à água ao cálcio dentinário. Além disso, aumenta a sorção de água, diminuindo assim as propriedades mecânicas. No entanto, os produtos comerciais baseados neste co-monómero também demonstraram um desempenho clínico muito fraco. Contudo, estes sistemas foram utilizados sem um procedimento de condicionamento ácido e a maior parte da ligação foi efectuada na camada de esfregaço. Este facto reduziu consideravelmente a resistência de ligação de 4 a 6 MPa.[3,8,9,10]

A "terceira geração" de adesivos foi introduzida nos Estados Unidos no final da década de 1980. Com esta geração de sistemas adesivos, o condicionamento ácido removeu parcialmente ou modificou a camada de esfregaço para permitir a penetração da resina na dentina subjacente e mostrou melhores resistências de ligação à dentina. No entanto, os seus desempenhos eram ainda imprevisíveis.[8,9,10]

A próxima geração de sistemas adesivos conseguiu uma melhoria notável em relação às gerações anteriores na ligação resina-dentina, como na penetração efectiva da dentina parcialmente desmineralizada e na remoção parcial ou total da camada de smear layer fracamente aderente. Utilizando estes sistemas, a qualidade da ligação criada foi grandemente influenciada pela duração do processo de condicionamento e pela quantidade de humidade da superfície da dentina após a lavagem do ácido de condicionamento e antes da infiltração da resina.[56] Isto constituiu o sistema adesivo de "quarta geração" e foi introduzido no início da década de 1990. A melhoria constante das resistências de união à dentina para aproximadamente 20 MPa reflectiu a humidade melhorada e a natureza hidrofílica dos sistemas. O mecanismo de adesão dos sistemas adesivos da geração 4th utilizava um processo de três passos: 1) Condicionamento, 2) Priming e 3) Colagem.[10,54]

A "quinta geração" marcou a comercialização de colas de frasco único como uma opção aos sistemas convencionais de três passos. Estes continham substâncias primárias, como HEMA (metacrilato de hidroxietilo) ou PENTA (monofosfato de penta-acrilato de di-pentaeritritol) no mesmo frasco com resinas de baixa viscosidade. Foi também adicionado um solvente (etanol, acetona) para funcionar como um caçador de água e facilitar a troca de água por monómero no interior da rede de colagénio. Em geral, o conteúdo dos agentes de um frasco era uma mistura mais fina dos componentes encontrados no frasco dos agentes de ligação à dentina de dois ou três passos. Embora estes materiais fossem designados por "de um passo" ou "monocomponente", necessitavam de um passo de condicionamento separado, o que fazia com que essa denominação não fosse totalmente correta. A técnica de condicionamento total utilizando o sistema adesivo de

"quinta geração" provou a sua eficácia clínica com a redução do número de aplicações em duas etapas. Consistia num procedimento de condicionamento separado na superfície dentinária antes da aplicação do adesivo de frasco único contendo ambos os primários 22
e agente de ligação.[22]

O maior inconveniente, amplamente relatado com os sistemas de quarta e quinta geração, foi a ocorrência de sensibilidade pós-operatória, relacionada à falta de selamento marginal devido à penetração incompleta do adesivo na dentina desmineralizada. Procurando eliminar estes inconvenientes, os investigadores trabalharam constantemente e introduziram novos sistemas adesivos. A resistência de união de ambas as gerações era semelhante, em torno de 20-25 MPa.[56,57]

O conceito de sistemas autocondicionantes utilizava colas ácidas ou autocondicionantes que combinavam o condicionamento ácido como dois frascos, que deviam ser misturados e aplicados num único passo. Ficaram conhecidas como as colas autocondicionantes de "sexta geração". Para além da simplificação da aplicação num único passo, a lógica subjacente a este sistema era a de desmineralizar superficialmente a dentina e simultaneamente penetrar nela com monómeros, que poderiam ser polimerizados in situ. Os primers autocondicionantes foram lançados com a capacidade de condicionar e preparar a dentina num só passo. Estes sistemas adesivos têm sido benéficos porque os procedimentos de colagem foram simplificados e a sensibilidade técnica foi reduzida. Estes primários foram suficientemente ácidos para desmineralizar a camada de smear layer e a parte superior da dentina subjacente intacta. Embora a ligação à dentina continue a ser suficientemente forte (23MPa), os múltiplos componentes e os múltiplos passos da técnica podem causar confusão e conduzir a erros.[58]

A "sétima geração", ou sistema self-etch de um frasco, representa uma simplificação do sistema adesivo. Com estes sistemas, todos os ingredientes necessários para a colagem são colocados e fornecidos num único frasco. Estes sistemas, inerentemente ácidos, tendem a ter uma quantidade significativa de água nas suas formulações e podem ser propensos à hidrólise e à decomposição química. Além disso, uma vez colocados e polimerizados, são mais hidrofílicos do que os sistemas autocondicionantes de dois passos, o que os torna mais propensos à absorção de água, actuando como uma membrana semi-permeável. Este facto pode contribuir para a hidrólise e degradação da interface adesiva, bem como para a redução das propriedades mecânicas da restauração de compósito.[10,58]

A "oitava geração" é uma modificação recente que foi conseguida através da introdução de um agente de ligação de cura dupla e autopolimerizável. Funciona tanto em modo de auto-cura como de fotopolimerização. É um novo sistema de administração de dose única e evita a evaporação do solvente, um problema comum numa variedade de outros sistemas de colagem. Assegura um efeito de aderência imediato que garante que a ligação não será expelida da cavidade durante a secagem ao ar. É criada uma área combinada de quebra de tensão e uma camada híbrida de 9 microns. Isto assegura uma integridade marginal superior e proteção contra sensibilidades dentárias.

A longevidade de uma restauração deve-se a um bom selamento marginal, à resistência do material, etc. A microinfiltração tem sido reconhecida como o principal problema clínico das restaurações dentárias de preenchimento direto. A microinfiltração pode ser o precursor de cáries secundárias, pode promover a descoloração do dente, a coloração das margens da restauração, uma resposta pulpar adversa, sensibilidade pós-operatória e até mesmo acelerar a fratura de certos materiais de obturação. A fuga marginal pode ocorrer devido a alterações dimensionais, alterações de temperatura e tensão mecânica, ou falta de adaptação do material de restauração, resultando numa lacuna na junção dente/material.

Estas lacunas interfaciais conduzirão à microinfiltração, que pode ser definida como "a passagem clinicamente indetetável de bactérias, fluidos, moléculas de substâncias químicas, iões na interface restauração/dente". Assim, um estudo da microinfiltração nas margens de uma restauração contribuiria para uma melhor avaliação do material. A adesão de um material de restauração à dentina pode ser comprometida por uma série de condições ambientais intra-orais. Estas incluem a possibilidade de contaminação por saliva ou fluidos gengivais e as dificuldades técnicas associadas à colocação, contorno e acabamento da restauração. . -59
restauração.

Com isto em mente, o presente estudo foi concebido in vitro, com o objetivo de avaliar e comparar a capacidade de selamento marginal das três gerações de agentes de ligação à dentina, 6th, 7th e 8th geração de agentes de ligação à dentina e também para determinar qual o agente de ligação que resultará em menos microinfiltração.

Foi selecionada uma amostra de 45 dentes após confirmação da validade estatística do estudo. Um estudo semelhante efectuado por **Tabari M (2014)** também utilizou 45 dentes permanentes como amostra, para avaliar a microinfiltração de restaurações de compósito utilizando a quinta e a sétima gerações de sistemas adesivos.[48]

Estes dentes foram submetidos a uma destartarização completa, autoclavados e armazenados em solução aquosa saturada (solução salina) para reduzir a deterioração durante o armazenamento. Todos os dentes selecionados foram utilizados no prazo de três meses após a extração, de acordo com as recomendações da Occupational Safety and Health Administration (OSHA).

Cavidades de classe V padronizadas (3mm X 2mm X 1,5mm) foram feitas na superfície vestibular do dente. **Vinay S (2010)** efectuou um estudo in vitro para avaliar a microinfiltração de agentes de ligação à dentina de quinta, sexta e sétima geração, utilizando cavidades de classe V no seu estudo.[31] As cavidades de classe V foram escolhidas porque a sua morfologia complexa com margens parcialmente em esmalte e parcialmente em dentina apresentam um cenário desafiante para o material de restauração.

Todas as amostras foram submetidas a termociclagem durante 500 ciclos térmicos entre 5oC e 55oC em banho-maria. **S Deliperi, DN Bardwell e C Wegley (2007)** efectuaram um estudo in vitro para comparar a microinfiltração utilizando um adesivo total-etch e três adesivos self-etch, utilizando a mesma temperatura para a termociclagem.[12] O objetivo do processo de termociclagem foi simular situações clínicas. De acordo com **M.S. Gale, B.W Darvell (1997),** o ponto médio de baixa temperatura foi de 5oC e o ponto médio de alta temperatura foi de 55oC na cavidade oral.[60]

Todos os dentes foram imersos numa solução a 2% de corante azul de metileno durante 48 horas. Após 48 horas, todas as amostras foram enxaguadas com água para remover o excesso de corante. **Shah D (2012) realizou** um estudo in vitro semelhante para avaliar a microinfiltração de restaurações de compósito utilizando um adesivo de quinta geração e um agente de ligação de ionómero de vidro. Verificaram a microinfiltração utilizando o corante azul de metileno.[36] **Kasraei S, Azarsina M e Majidi S (2011)** efectuaram um estudo in vitro para avaliar a microinfiltração de compósitos de resina posteriores com e sem liner, utilizando sistemas adesivos de dois passos etch-and-rinse e self-etch dentin, e também utilizaram o corante azul de metileno a 2% para avaliar a microinfiltração em restaurações de compósito.[32] O tamanho molecular do corante azul de metileno é de 0,52 nm, o que é inferior ao diâmetro do túbulo dentinário, o que facilita a penetração do corante mesmo através dos espaços mais pequenos entre as interfaces dentárias da restauração, ajudando a avaliar com precisão o registo de penetração do corante e, consequentemente, a microinfiltração dos materiais de restauração. Outros corantes, como a eosina, a rodamina, a anilina, o azul, a tinta da China, etc., não foram utilizados no estudo, uma vez que os corantes eosina, rodamina, anilina e azul são facilmente solúveis em água e a tinta da China tem um tamanho molecular maior do que o azul de metileno, pelo que não consegue penetrar no túbulo dentinário.[61]

Os dentes foram seccionados longitudinalmente na direção vestibulolingual e foram examinados quanto à penetração do corante ao longo das paredes da cavidade através de um estereomicroscópio com uma ampliação de 40X. **Atash R et al (2013)** efectuaram um estudo in vitro sobre o efeito da termociclagem na microinfiltração de novos sistemas adesivos em dentes decíduos e utilizaram um estereomicroscópio com uma ampliação de 40X para avaliar a microinfiltração.[46] O estereomicroscópio foi escolhido e não o microscópio binocular porque permite que o observador veja os objectos em três dimensões de forma mais clara devido à sua elevada ampliação. Além disso, os computadores ligados ao estereomicroscópio podem guardar imagens, servindo para fins de documentação.

A extensão da fuga foi avaliada e registada de acordo com a profundidade de penetração do corante com as pontuações dadas por **Vinay S e Shivanna V (2010)**, que efectuaram um estudo in vitro para comparar a microinfiltração de agentes de ligação à dentina de quinta, sexta e sétima geração e utilizaram as mesmas pontuações para a microinfiltração.[31] **Kucukesmen C, Sonmez H (2008)** também efectuaram um estudo in-vitro para comparar a microinfiltração de restaurações de compósito classe V com diferentes sistemas de ligação em dentes fluorados, utilizando os mesmos critérios de pontuação.[28] Escolhemos estas pontuações como pontuações de penetração do corante para a microinfiltração porque são fáceis de utilizar e descritivas, sendo assim adequadas para o estudo.

Os dados foram analisados estatisticamente utilizando a análise não paramétrica de Kruskal-Wallis e o teste U de Mann-Whitney para a microinfiltração em termos de pontuação de penetração do corante.

No presente estudo, o agente de ligação dentinária da geração 8th (Futurabond DC) apresentou a menor microinfiltração quando comparado com os agentes de ligação dentinária da geração 6th (Fl Bond II) e da geração 7th (Xeno V). Um estudo comparativo in vitro sobre a avaliação da resistência de união à tração dos agentes de união dentinária das gerações 6th , 7th e 8th foi realizado por **Kamble SS et al (2015),** que concluíram que o adesivo dentinário da geração 8th apresentou maior resistência de união do que os agentes de união das gerações 6th e 7th . [62] **Elizabeth SK e Manjunath MK (2007) efectuaram** um estudo in vitro sobre a associação entre a resistência de união à microtensão e a microinfiltração na interface compósito/dentina à base de resina, tendo concluído que existe uma relação inversa entre a resistência de união à microtensão e a microinfiltração. [27]

O agente de ligação dentinária da geração 8th (Futurabond DC) contém monómeros adesivos polifuncionais (ésteres de metacrilato modificados com ácido fosfórico). Estes ésteres ácidos, quando misturados com água, produziram um valor de pH mais baixo de 1,4 em comparação com o valor de pH mais elevado de 1,8 e 2,4 dos agentes de ligação à dentina da geração 7th e 6th , respetivamente. Devido ao pH mais baixo, consegue-se uma remoção completa da smear layer e a hidroxiapatite é dissolvida (desmineralizada), criando um padrão retentivo mais profundo na superfície do dente. Durante este processo, os ácidos do agente de ligação são neutralizados pelos iões de cálcio e fosfato libertados durante a descalcificação dos cristais de hidroxiapatite na estrutura do dente, mas este processo só decorre até o ácido se esgotar, impedindo assim a desmineralização excessiva dos cristais de hidroxiapatite e o colapso do colagénio que oclui os túbulos dentinários, impedindo assim a formação de resin tag. Uma vez que a superfície tenha sido condicionada e a área de superfície tenha aumentado, a resina de ligação penetra no padrão gravado, resultando em marcas de resina mais profundas. A adesão é ainda melhorada devido à formação de cálcio pelos monómeros adesivos que ocorrem no tecido dentário.[63]

Além disso, o 8th generation dentin bonding agent (Futurabond DC) é um adesivo com nano cargas que forma uma camada adesiva mais espessa e uma interface mais flexível, o que pode ajudar a contrariar o stress resultante da contração da polimerização do compósito de resina. Após a fotopolimerização, o nanoenchimento liga-se à matriz de resina do adesivo e, assim, actua como um elemento de reforço para a dentina desmineralizada, substituindo, em certa medida, os cristalitos de enchimento de apatite solubilizados. Como resultado, esta condição estrutural melhora as propriedades mecânicas da camada híbrida do agente de ligação à dentina da geração 8th quando comparada com a camada híbrida do agente de ligação à dentina das gerações 6th e 7th .[64]

No presente estudo, o agente de ligação à dentina da geração 7th (Xeno V) mostrou a microinfiltração máxima, seguido da geração 6th (Fl Bond II) e a menor microinfiltração foi mostrada pelo agente de ligação à dentina da geração 8th (Futurabond DC). A microinfiltração da interface da restauração utilizando o adesivo total-etch (5th generation) e três adesivos self-etch (6th e 7th generation) foi estudada por **Deliperi S, Bardwell DN, Wegley C (2007).** Concluíram que a geração 7th apresentou uma microinfiltração máxima em comparação com as gerações 5th e 6 . th12

A microinfiltração máxima do agente de ligação à dentina da geração 7th (Xeno V), que não contém HEMA, em comparação com o agente de ligação à dentina da geração 6th (Fl Bond II) e o agente de ligação à dentina da geração 8th (Futurabond DC), pode dever-se à ausência de HEMA. A hidrofilicidade do HEMA torna-o um excelente monómero promotor de adesão e, ao aumentar a humidificação da dentina, melhora significativamente a resistência de união, reduzindo assim a microinfiltração.[35] O HEMA também gera ligações de hidrogénio no interior das microporosidades da dentina desmineralizada, interligando-se mecanicamente com o substrato ao sofrer uma expansão higroscópica após a polimerização, resultando assim em ligações mais fortes à superfície da dentina.[2] No agente de ligação à dentina da geração 7th , em vez de HEMA, o teor de água foi aumentado num esforço para melhorar a sua eficácia de ligação e reduzir a microinfiltração, mas, em vez de melhorar a sua eficácia de ligação, esta foi reduzida, uma vez que, na ausência de HEMA, os péptidos de colagénio formam ligações de hidrogénio intermoleculares com os péptidos de colagénio vizinhos mais próximos, o que pode contribuir para o colapso da rede de colagénio, conduzindo assim a ligações mais fracas 35
e maior microinfiltração.[35]

No agente de união dentinária de 6th geração (Fl Bond II), a microinfiltração foi maior do que no agente de união dentinária de 8th geração (Futurabond DC). Quando **Joseph P, Yadav C, Satheesh K, Rahna R (2013) avaliou** a eficácia de adesão dos agentes de adesão de sexta, sétima e oitava geração, concluiu-se que o agente de ligação dentinária de 8th geração tinha a melhor resistência de microtração ao dente quando comparado com o agente de ligação dentinária de sexta geração.[6] A possível razão para este facto pode ser o pH mais elevado (2,4) dos agentes de união dentinária de 6th geração em comparação com o agente de união dentinária de 8th geração (pH- 1,4). Devido ao valor de pH mais elevado, consegue-se modificar a camada de smear layer, em contraste com a remoção completa da camada de smear layer, como é evidente com a utilização do agente de união de dentina da geração 8th . A remoção da smear layer é essencial, uma vez que interfere com o processo de adesão da resina composta devido à sua composição, que consiste em colagénio parcialmente desnaturado e minerais.[54]

No entanto, o agente de ligação à dentina da geração 6th apresentou menos microinfiltração quando comparado com o agente de ligação à dentina da geração 7th (Xeno V). **Chopra V, Sharma H, Prasad SD (2009)** efectuaram um estudo in vitro sobre a avaliação comparativa da eficácia de ligação de agentes de ligação de dois passos (geração 6th) versus agentes de ligação tudo-em-um (geração 7th) e concluíram que a geração 6th teve um melhor desempenho do que o agente de ligação dentinária de geração 7th .[4] A razão para este facto pode ser a presença de HEMA. A maior resistência de união e a menor microinfiltração após o HEMA podem dever-se ao facto de o colagénio desmineralizado se manter húmido e não colapsar, ao passo que, no caso do agente de união dentinária de 7th geração, o HEMA é substituído por água, o que faz com que as microporosidades sejam preenchidas com água, impedindo assim a penetração da resina. Além disso, a molhabilidade melhorada pelo HEMA pode permitir uma rede de colagénio mais porosa, que permite uma maior infiltração de monómeros adesivos do que as superfícies que estão demasiado hidratadas devido ao aumento do teor de água do agente de ligação.[65] Deste modo, resulta num bloqueio mecânico da resina no substrato de dentina, ligações mais fortes à superfície da dentina e, consequentemente, menor microinfiltração na interface dentina-restauração.

Por conseguinte, no presente estudo, pode concluir-se que o agente de ligação dentinária da geração 8th apresenta uma melhor integridade marginal em comparação com os agentes de ligação dentinária das gerações 6th e 7th . Recomendamos a realização de mais estudos para autenticar estes resultados. Devem ser efectuados ensaios clínicos para verificar a sua eficácia de adesão no ambiente intra-oral.

CAPÍTULO 7

Conclusão

Este estudo in vitro foi realizado no Departamento de Pedodontia e Medicina Dentária Preventiva, D.J. College of Dental Sciences and Research, Modinagar, com os seguintes objectivos: avaliar a microinfiltração dos agentes de ligação à dentina da nova geração: 6th generation (Fl Bond II), 7th generation (Xeno V) e 8th generation (Futurabond DC) dentin bonding agents.

Dentro das limitações deste estudo in vitro, foram tiradas as seguintes conclusões

1. A microinfiltração foi observada em todas as gerações de agentes de ligação à dentina, nomeadamente na geração 6th (Fl Bond II), 7th (Xeno V) e 8th (Futurabond DC).
2. A pontuação média de microinfiltração foi máxima na 7th geração de agente de ligação à dentina (Xeno V), seguida da 6th geração de agente de ligação à dentina (Fl Bond II) e foi mínima na 8th geração de agente de ligação à dentina (Futurabond DC).
3. A pontuação média de microinfiltração foi estatisticamente significativa entre 8th geração de agente de ligação à dentina (Futurabond DC) e 7th geração de agente de ligação à dentina (Xeno V), e entre 8th geração de agente de ligação à dentina (Futurabond DC) e 6th geração de agente de ligação à dentina (Fl Bond II).
4. A pontuação média de microinfiltração não foi estatisticamente significativa entre o agente de ligação à dentina da geração 7th (Xeno V) e o agente de ligação à dentina da geração 6th (Fl Bond II).

CAPÍTULO 8

Referências

1. Duddu MK, Muppa R, Panthula P, Srinivas NC. Comparação da resistência de união ao cisalhamento e microinfiltração de três agentes de união de sétima geração disponíveis comercialmente em dentes anteriores decíduos: Um estudo in vitro. J Indian Soc Pedod Prev Dent.2015;33:116-21.
2. Moezizadeh M, Moayedi S. Microinfiltração de sistemas adesivos "tudo-em-um" nas margens da dentina e do esmalte. Journal of Dentistry.2008; 5(1): 23-30.
3. Bhat C, Retnakumari N, Gudwad SC, Shah P, Shirol D e Lodaya R. Capacidade de selagem de agentes de ligação de nova geração em dentes decíduos - um estudo in vivo Revista internacional de ciências dentárias clínicas.2010;1(1): 6-11
4. Chopra V, Sharma H, Prasad SD. A comparative evaluation of the bonding efficacy of two- step vs all-in-one bonding agents- An in-vitro study. Journal of conservative dentistry.2009; 12(3): 101-104.
5. Hegde MN, Hegde P, Chandra CR. Avaliação morfológica das novas interfaces do sistema adesivo de condicionamento total e auto-condicionante com a dentina. J Conserv Dent.2012;15:151-5
6. Joseph P, Yadav C, Satheesh K, Rahna R. Avaliação comparativa da eficácia de ligação dos agentes de ligação da sexta, sétima e oitava geração: um estudo in vitro. Revista Internacional de Investigação em Farmácia.2013; 4(9):143-147.
7. Schmitt DC, Lee J. Microinfiltração de sistemas adesivos de resina nas dentições decídua e permanente. Odontopediatria.2002; 24(6):587-593.
8. Kugel G. A ciência da colagem: da primeira à sexta geração. Journal of American Dental Association.2000; 131: 20-25.
9. Gupta N, Kathuria N, Gulati M, Mehta LK. "Bonding": Fundação da Medicina Dentária. Journal of Innovative Dentistry.2011; 1: 60-66.
10. Swift EJ. Sistemas de colagem para materiais de restauração: uma revisão abrangente. Odontopediatria.1998;20(2): 80-84.
11. Owens BM, Johnson WW. Efeito de adesivos de passo único na permeabilidade marginal de compósitos de resina de classe V. Operative Dentistry.2007; 31(2): 67-72
12. Deliperi S, Bardwell DN, Wegley C. Microinfiltração da interface de restauração utilizando um adesivo totaletch e três adesivos self-etch. Operative Dentistry.2007; 32(2): 179-184.
13. Ortiz RF, Phillips RW, Swartz ML, Osborne JW. Efeito do agente de união de resina composta na microinfiltração e na resistência de união. JADA.1979;41(1):51-57.
14. Hembree JH. Microinfiltração in vitro de um novo sistema adesivo dentário. Journal of prosthetic dentistry.1986;55(4):442-445.

15. Santini A, Mitchell S. Microinfiltração de restaurações de compósito coladas com três novos agentes de ligação à dentina. Journal of esthetic dentistry.1998:10(6);296-304.

16. Atash R, Abbeele AV. Capacidade de selamento de sistemas adesivos de nova geração em dentes decíduos: um estudo in vitro. Odontopediatria.2004:26(4); 322-328.

17. Santini A, Ivanovic V, Ibbetson R, Milia E. Influência da configuração da cavidade na microinfiltração em torno de restaurações de classe V coladas com sete adesivos autocondicionantes. J Esthetic Restorative dentistry.2004;16;128-136.

18. Soderholm KJM, Guelmann M, Bimstein E. Resistência de união ao cisalhamento de um agente de união de geração 4th e dois agentes de união de geração 7th quando utilizados por operadores com diferentes experiências de colagem. J Adhes Dent.2005;7:57-64.

19. Amar AB, Pilo R, Shapinko E, Lewinstein I. Estudo da microinfiltração de adesivos de frasco único aplicados ao esmalte e ao cemento e envelhecidos por carga oclusal e termociclagem. Quintessence Int.2005;36:177-182.

20. Bolla M, Baltcheva E, Fortin D, Rompre P, St-George A. Avaliação da microinfiltração na JCE de cavidades de classe V restauradas com quatro sistemas adesivos diferentes. European Cells and Materials.2005;9(1):58-59.

21. Owens BM, Johnson WW. Efeito da técnica de inserção e do sistema adesivo na microinfiltração de restaurações de resina composta de classe V. J Adhes Dent.2005;7: 303-308.

22. Stalin A, Varma B, Jayanthi. Avaliação comparativa da resistência de ligação à tração, modo de fratura e microinfiltração dos sistemas adesivos de quinta e sexta geração na dentição primária. J Indian Soc Pedod Prev Dent.2005:junho;83-88.

23. Kalleons TN, Badawi E, White GE. Uma avaliação in vitro da microinfiltração em preparações de classe I utilizando agentes de ligação compósitos de geração 5th , 6th e 7th . J Clinical Pediatric Dent.2005;29(4);323-8.

24. Gueders AM, Charpentier JF, Albert AI, Geerts SO. Microinfiltração após termociclagem de 4 adesivos etch and rinse e 3 adesivos self-etch com e sem um revestimento de compósito fluido. Operative Dentistry.2006;31(4):450-455.

25. Xiong Y, Chen JH, Wang H, Zhang L. Avaliação da resistência de união ao cisalhamento e da microinfiltração da dentina desproteinizada colada com três sistemas adesivos de condicionamento total. Int Chin J Dent.2006;6:82-88.

26. Radovic I, Vulicevic ZR, Godoy FG. Avaliação Morfológica das Interfaces do Sistema Selfetching de 2 e 1 passos com a Dentina. Operative Dentistry.2006;31-6:710-718.

27. Elizabeth SK, Manjunath MK. Associação entre a resistência de união à microtração e a microinfiltração na interface resina composta/dentina - um estudo in vitro. Journal of conservative dentistry.2007;10(4);134-140.

28. Kufuke^men C, Sornnez H. Microinfiltração de restaurações de compósito classe V com diferentes sistemas de ligação em dentes fluorados. Eur J Dent.2008;2:48-58.

29. Van Landuyt KL, Yoshida Y, Hirata I, Snauwaert J, Munck JD, Okazaki M. Influência da estrutura química dos monómeros funcionais no seu desempenho adesivo. J Dent Res.2008; 87(8):757-761.

30. Khosravi K, Ataei E, Mousavi M, Khodaeian N. Efeito do condicionamento com ácido fosfórico das margens do esmalte na microinfiltração de um sistema adesivo simplificado tudo-em-um e de um sistema adesivo autocondicionante. Operative Dentistry.2009;34(5):531-536.

31. Vinay S, ShivannaV. Avaliação comparativa da microinfiltração de agentes de ligação à dentina de quinta, sexta e sétima geração: Um estudo in vitro. Journal of Conservative Dentistry.2010;13(3);136-140.

32. Kasraei S, Azarsina M, Majidi S. Comparação in vitro da microinfiltração de compósitos de resina posteriores com e sem liner utilizando sistemas adesivos de dentina de dois passos etch-and-rinse e self-etch. Operative Dentistry.2011;36(2):213-221.

33. Mithiborwala SH, Chaugule V, Munshi A, Patil V. Avaliação comparativa das propriedades adesivas de duas gerações de agentes de ligação à dentina através da verificação da microinfiltração nos dentes decíduos: um estudo in vitro. Jornal Internacional de Dentisteria Clínica Pediátrica.2011:Set-Dez;4(3):195-202.

34. Nagpal R, Manuja N, Tyagi SP, Singh UP. Eficácia de ligação in vitro de adesivos auto-condicionantes com diferentes técnicas de aplicação: Um estudo de microinfiltração e de microscopia eletrónica de varrimento. J Conserv Dent.2011;14:258-63.

35. Nikhil V, Singh V, Chaudhry S. Avaliação comparativa da resistência de união de três adesivos autocondicionantes contemporâneos: Um estudo ex vivo. Contemp Clin Dent.2011;2:94-7.

36. Shah D. Uma avaliação comparativa da microinfiltração em restaurações de compósito de classe V utilizando um adesivo de quinta geração e um agente de ligação de ionómero de vidro - um estudo in vitro de fuga de corante. Journal of Dental & Allied Sciences.2012;1(1):8-12.

37. Kasraie S, Azarsina M, Khamverdi Z, Shokraneh F. Microinfiltração de sistemas adesivos de cura dupla em restaurações de resina composta de classe V. Jornal de Medicina Dentária. Universidade de Ciências Médicas de Teerão, Teerão, Irão.2012;9(2):99-106.

38. Kumar P, Shenoy A, Joshi S. O efeito de vários contaminantes de superfície na microinfiltração de dois agentes de ligação de geração diferente: Um estudo estereomicroscópico. J Conserv Dent.2012;15:265-9.

39. Figueiredo RJA, Andrade AKM, Duarte RM, Medeiros e Silva FDS, de Moraes Porto ICC, Montes MAJR. Avaliação in vitro da incompatibilidade entre sistemas adesivos simplificados e cimento resinoso de polimerização dual. Porto Alegre.2012; 60(3):371-376.

40. Ortega RA, Ibarra JG, Rivas LC. Microinfiltração in vitro de três sistemas adesivos com três solventes diferentes. Revista Odontologica Mexicana.2012;16(3):188-192.

41. Poptani B, Gohil K, Ganjiwale J, Shukla M. Resistência de união à dentina por microtensão da quinta com cinco agentes de união à dentina de sétima geração após termociclagem: Um estudo in vitro. Contemp Clin Dent.2012;3:167-71.

42. Geerts S, Bolette A, Seidel L, Gueders A. Uma avaliação in vitro da fuga de dois adesivos etch and rinse e dois adesivos self-etch após termociclagem. Jornal Internacional de Medicina Dentária.2012;1-7.

43. Chandra PVR, Harikumar V, Ramkiran D, Krishna MJN, Gouda MV. Microinfiltração de compósitos de resina

de classe V utilizando vários adesivos autocondicionantes: um estudo in vitro. J Contemp Dent Pract.2013;14(1):51-55.

44. Dalli M, Atakul F, Bahsi E, Ince B, Sahbaz C, Qolak H, Ercan E. Uma comparação dos níveis de microinfiltração de cinco sistemas adesivos. J Res Dent.2013;1:66-71.

45. Panahandeh N, Iravani M, Halalizadeh Z. Comparação in-vitro dos efeitos de dois condicionadores ácidos diferentes na microinfiltração de restaurações de compósito. Journal Dental School.2013;31(4):199-205.

46. Atash R, Shayegan A, Poureslami H, Sharifi H, Shadman N. Efeito da termociclagem na microinfiltração de novos sistemas adesivos em dentes decíduos: um estudo in-vitro. J Dent Mater Tech.2013; 2(4):109-13.

47. Kambale S, Hedge V, Munavalli A, Ramesh S, Bandekar SD. Efeito de adesivos de passo único na permeabilidade marginal de compósitos de resina de classe V - um estudo in vitro. Jornal de Ciências Médicas e Dentárias.2014.13(5);44-49.

48. Tabari M, Esmaeili B, Alimohammadi M, Poorsattar Bejeh Mir A, Gharekhani S, Hajiahmadi M. Avaliação comparativa da microinfiltração de restaurações de compósito utilizando a quinta e a sétima gerações de sistemas adesivos. Caspian J Dent Res.2014;3:14-9.

49. Nair M, Paul J, Kumar S, Chakravarthy Y, Krishna VS. Avaliação comparativa da eficácia de ligação dos agentes de ligação de sexta e sétima geração: Um estudo In-Vitro. J Conserv Dent.2014;17:27-30.

50. Shetty H, Hegde P, Hegde M, Shetty S, Shetty A. Avaliação da microinfiltração em compósitos com sistemas de ligação à dentina mais recentes através da técnica direta em cavidades de classe V: Um estudo de penetração de corante fluorescente in-vitro. Int. Res. J. Pharm.2015;6(2):161-163.

51. Gupta S, Vellanki VK, Shetty VK, Kushwah S, Goyal G, Chandra SMS. Avaliação in vitro da resistência ao cisalhamento de nanocompósitos à dentina. Jornal de Investigação Clínica e de Diagnóstico.2015;9(1):9-11.

52. Sturdevant's, Roberson T, Heymann H, Swift Ed. Arte e Ciência da Medicina Dentária Operatória. 5th ed.Elsevier Publishing; 2006;495-526.

53. Cramer NB, Stansbury JW, Bowman CN. Avanços e desenvolvimentos recentes em materiais de restauração dentária em compósito. J Dent Res.2011;90(4):402-416.

54. Marshall GW, Marshall SJ, Kinney JH, Baloonch. O substrato da dentina: estrutura e propriedades relacionadas com a adesão. Jornal de Medicina Dentária.1997;25(6):441-458.

55. Sturdevant, Roberson T, Heymann H, Swift Ed. Arte e Ciência da Dentisteria Operatória. Conceito fundamental de adesão ao esmalte e à dentina. 5th ed. Elsevier Publishing; 2006:117.

56. Cardoso PEC, Sadek FT. Resistência de união à microtração em dentina utilizando novos sistemas adesivos com primers autocondicionantes. Braz J Oral Sci.2003:Jan-março;2(4):156-159.

57. Bowen RL. Ligação adesiva de vários materiais a tecidos dentários duros - II. Ligação à dentina promovida por um comonómero de superfície ativa. J. dent. Res.1965: setembro-outubro:895-902.

58. Leinfelder KF. Geração a geração: nem todos os sistemas de ligação são criados de forma igual. Oral Health Journal.2004.

59. Kidd EAM. Microleakage: Uma revisão. Journal of dentistry.1976;4(5):199-206.

60. MS Gale, BW Darvell. Procedimentos de ciclagem térmica para testes laboratoriais de restaurações dentárias. Journal of Dentistry.1999;27:89-99.

61. Kumar M, Mohan, Lakshminarayanan L. Métodos de deteção de microinfiltração. Journal of conservative dentistry.2004;7(2):79-88.

62. Kamble SS, Kandasamy B, Thillaigovindan R, Goyal NK, Talukdar P, Seal M. Avaliação comparativa in vitro da resistência de ligação à tração de 6th , 7th e 8th agentes de ligação à dentina de geração. J Int Oral Health.2015;7(5):41-43.

63. Abdalla AI, El Zohairy AA, Mohsen MMA, Feilzer AJ. Eficácia de ligação e morfologia da interface de adesivos autocondicionantes para esmalte moído. J Adhes Dent.2010;12:19-25.

64. Hipolito VD, Reis AF, Mitra SB, de Goes MF. Morfologia de interação e resistência de união de adesivos nanofilled de passo simplificado à dentina condicionada com ácido. European Journal of Dentistry.2012;6:349-360.

65. Pashley DH, Ciucchi B, Sano H, Homer JA. Permeabilidade da dentina aos agentes adesivos. Quintessence Int.1993;24:618-631.

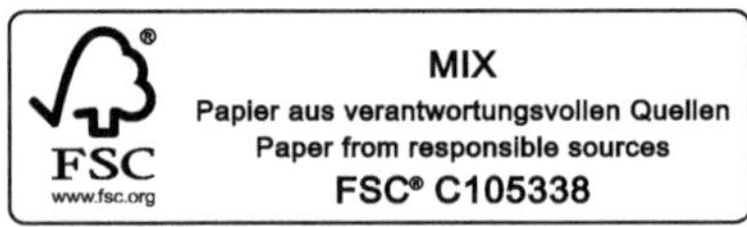

Printed by Books on Demand GmbH, Norderstedt / Germany